汉竹主编●健康爱家系列

女人艾灸

驱寒美颜

补气血

石晶明/编著

汉竹图书微博
http://weibo.com/hanzhutushu

江苏凤凰科学技术出版社
全国百佳图书出版单位

自序

　　中华传统医学博大精深，源远流长，流派众多，各施其华，尤以"药、石、针、灸"四大医术最为出名，享誉世界。其中，温灸便是中华一绝、民族奇葩，它始于殷商，延续至今，恩施千年，惠及后人；集预防、保健、治疗三重功效于一体，疗效卓著，令人叹为观止。因我们的祖先，取艾草而燃火，施温灸而疗疾，故又被称之为艾灸。汉代名家许慎在《说文解字》中称："灸乃治病之法，以艾燃火，按而灼也……灼以艾火曰灸。"这施灸所用的艾叶，更是被明代著名药物学家李时珍描述为"服之则走三阴而逐一切寒湿，转肃杀之气为融合；灸之则透诸经而治百种病邪，起沉疴之人为康泰，其功亦大矣"的神奇药物。中医药学认为"艾叶苦辛、生温熟热、纯阳之性，能回垂危之阳，通十二经、走三阴，理气血、逐寒湿，暖子宫……以之灸火，能透诸经而除百病"。它除了可制成艾条、艾炷温灸外，还能与其他中草药制成汤剂供人内服，如中医妇科中"胶艾汤""艾附暖宫丸"等名方中均含有艾叶。

　　艾灸属于中医外治法的范畴，它借助于艾叶或再加上其他中药成分，将其燃烧时所发出的药力和温热刺激，熏灼身体表面的经络与穴位，来推动机体气血津液的代谢与运行，从而达到有病治病、无病养生的目的。中国传统医学认为，养生保健人所追求的最高境界，是"不治已病治未病"，也就是将各种疾病消灭或控制在其未发生或刚发生的萌芽状态。艾灸就是这样一种具有一定养生保健效果的疾病预防和治疗方法，能起到中医所说的扶正达邪、强身健体的作用。我国儒家

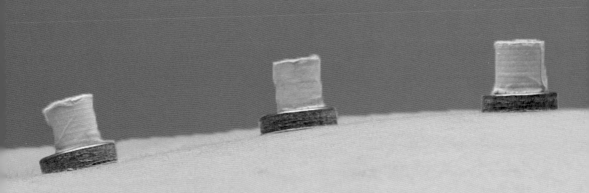

学说的创始人孔子，曾有"无病自灸"之喻，可见艾灸当时就已被广泛应用于民间医疗；唐代著名医学家，有"医圣"之称的孙思邈，幼时曾体弱多病，中年以后开始喜欢上了艾灸，经常是"艾火遍身烧"，他到了90多岁高龄，仍能"视听不衰，神采甚茂"，甚至年过百岁之时，还能精力充沛地著书立说。宋《扁鹊心法》则称："人于无病时，常灸关元、气海、命门、中脘，虽未得长生，亦可保百余年寿矣。"明代医学家张介宾说："吾养生无他术……使气海常温尔。"宋代御医窦材，更是将艾灸称之为保命第一之法。

在中医诸多疗法之中，擅长温补、温通的，莫过于灸法。因艾之燃烧、灸之温热，经孔穴而入、传输至经络，可直达五脏六腑、十二经脉，循环全身。故艾灸之法，能令人阳气旺、身体壮、病不发。阳气者，人身之根本，阳气旺，如日照当空、生机蓬发；阳气衰败，如阴霾满布、险象环生。《黄帝内经》中曰："阴阳皆虚，火自当之。"唐朝王焘在《外台秘要》中说："灸法特有奇能，虽曰针、汤、散皆所不及，灸为其最要。"千百年来无数的临床实践已经证明，艾灸对人体，尤其是女性，具有极强的温补和温通作用。

石晶明

2019.6

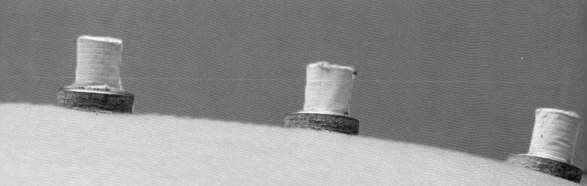

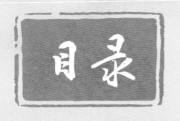

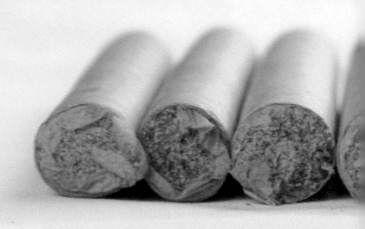

目录

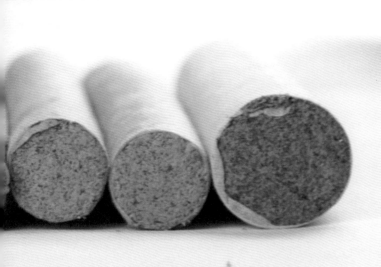

第二章　艾灸养五脏，气色好美到老

第三章 艾灸养颜，"面子问题"都搞定

第五章 艾灸助孕，轻松怀、顺利生、恢复好

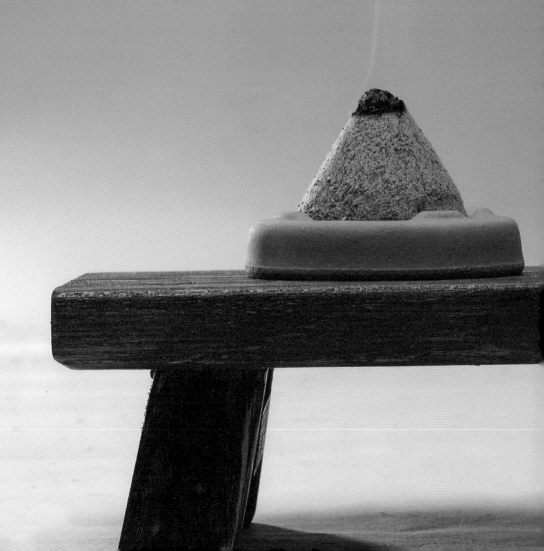

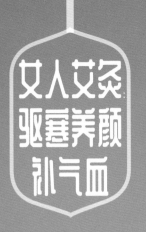
女人艾灸
驱寒美颜
补气血

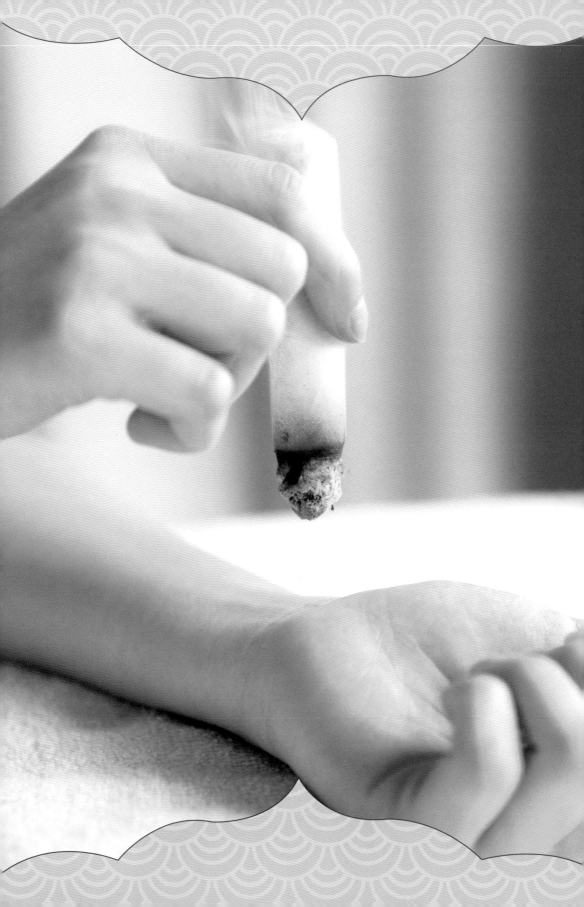

第一章

灸除虚、寒、湿、瘀，
暖养才能精气足

女人易缺阳气

《素问·生气通天论》："阳气者，若天与日，失其所，则折寿而不彰。"是说人有阳气，就如同天有太阳。人体失去阳气的固护，就会折寿，不能生长壮大。夜间11点到凌晨1点，是一天中阴气最盛、阳气最弱的时候，保护阳气最宜在晚上11点前入睡。

女人天生多虚多寒

由于女性阴寒偏重，天生阳气就弱，所以她们的生理特点是多虚且寒、虚寒夹杂，以虚寒体质为多。再如中医所说"阳虚生外寒"，不少女性，不仅身体特别畏寒怕冷，还常伴有体内肾阳不足、命门火衰、子宫寒冷等异常，从而影响到她们"经、带、胎、产"，即生殖系统、神经系统、内分泌系统等功能的正常发挥。因而民间一直流传的"十个女人九个寒"的说法，并非无中生有。

女人比男人更怕冷

这是由男女不同的身体结构所决定的。女性肌肉少、脂肪多，而男性肌肉多、脂肪少，因此女性的新陈代谢要比男性慢很多。在人体碳水化合物和脂肪氧化过程中，主要是肌肉运动消耗大量的能量，并散发出巨大的热能。因此，男性消耗掉的能量，要大大多于女性，所以他们的体表自然要比女性的体表更温暖。

女性体内热量释放少

由于女性体内雌激素的含量要比男性高很多，所以女性体内的热量非常容易转化成脂肪储存在皮下。

再者，女性新陈代谢的速率也较男性低，这就使得女性体内热量释放也要比男性少。

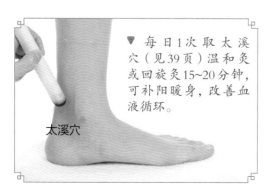

▼ 每日1次取太溪穴（见39页）温和灸或回旋灸15~20分钟，可补阳暖身，改善血液循环。

太溪穴

养气血小妙招

肾阳，又称元阳、真火、真阳，为人体阳气的根本，对人体各脏腑组织的功能起推动、温煦作用。艾灸太溪穴、关元穴（见37页）等可以很好地补肾阳。"动则生阳"，寒性体质者特别需要通过运动来改善体质。快步走是最简便的办法，步行尤其是在卵石路上行走，能刺激足底的经络和穴位，可以疏通经脉、调畅气血、改善血液循环，温暖全身。每天快步走30分钟，血液循环速度可提高10%。

缺铁让女人阳气虚

　　生理的原因令女性与男性相比更容易缺铁。科学研究发现，那些对寒冷耐受力低的人，血液中的铁元素含量常常不足。临床上发现那些阴血不足的女性，阳气大多都比较虚弱，这是"气为血帅""血为气母"，气血相互滋生的缘故。而且中医认为"有形之血难以速生，无形之气乃当急补"，女性每个月的经血下泄，非常容易导致气随血脱，所以血虚者多兼有气虚。

艾灸学习笔记

　　中医所说的"血"一般有两层含义：一是指西医讲的流动在脉管中的"血液"，具有营养和滋润全身的作用；二是指与"气"同在的运行载体，气推动血的运行，血濡养气的充盛。如果把人体比作生长的植物，那气就是阳光，血就是雨露，二者共同作用于人体，使其苗壮成长。

过分节食，更易畏寒

　　许多女性为了保持好身材，过分节食或偏食，从食物里摄取的热量较低，从而造成供能不足。另外，女性一般都不太喜爱运动，以致全身或局部血液循环不良，容易畏寒，特别是手足更容易觉得寒冷。

女性虚寒的主要表现

女性虚寒的主要表现
1.精神疲惫、体倦乏力
2.身体畏寒、四肢不温
3.大便稀软、溏泻不成形
4.小便清长、带稀如水
5.月经延期、夹杂血块，伴有痛经
6.腰膝酸软、下肢水肿
7.夜寐不深、易醒多梦
8.腹胀便秘、食欲不振

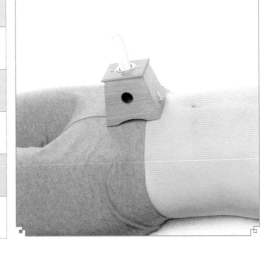

▼艾灸关元穴，每日1次，每次15~20分钟，可以疏通经脉，调畅气血，改善血液循环，温暖全身。

女人容易沾上 "湿"

《素问·太阴阳明论》："伤于湿者，下先受之。"湿邪有趋下之势，多易伤及人体下部。湿气通于脾，长夏季节（梅雨季节）尤其要健脾祛湿，除了艾灸外，还可以选用茯苓、薏苡仁、莲子、赤小豆煮汤饮食。

女性疾病多由体湿而生

常言道，女人是水做的，这样自然而然就会引出"十女九湿"。在人体中，正常的水分为生命之精华——津液，而异常的水分成为病理之产物——痰湿，二者转换常在须臾之间。中医认为"女子阴类也"，阳气甚弱，而湿为阴寒之邪，最爱侵犯阳虚之人。因此，女人比男人更容易沾上湿气。且湿邪为阴，类水、趋下，故湿邪为病易侵犯女性的下半身部位（下腹部、盆腔、下肢），引发女性的慢性盆腔炎、附件炎、带下病，慢性结肠炎、脚气等病症。纵观女子"经、带、胎、产"等疾病，最易因湿邪侵入而发。

带下病多因脾虚生湿

女子倘若久居湿地，或冒雨涉水，或经期前后饮食生冷、感受外湿，便会阻遏气机，致肢体疲倦，腰腹疼痛，经行不畅，或经前腹泻，月经量少，痛经、闭经，甚至引发不孕不育。"湿土之气同类相召"，内外湿气相合，困阻脾土，可令脾虚运化失职，水湿泛滥下注子宫，导致带脉失约，出现带下量多，湿邪化热伤络，或成湿热

湿毒，则带有青、黄、赤、白、黑之分。故《傅青主女科》云："夫带下者俱是湿症。"

妊娠反应重也可能是体内有湿气

水湿内停，气化不利，在女性的妊娠早期，还可导致妊娠恶阻加重，而见头闷呕心，胸闷纳呆，呕吐不欲食。妊娠湿盛，还可引起胎水肿满，妊娠水肿，腹泻。妇人产后"多虚多瘀"，气血双亏，脾胃不足，也最易为湿邪相犯，而致产后吐泻、水肿，恶露不行，肢体酸疼。

女性湿重的主要表现

1.身重困倦、肢体无力
2.大便黏滞、稀软、腥臭
3.头面部多油、下肢水肿
4.睡觉爱打呼噜，咳嗽多痰
5.口臭、身体有异味
6.眼袋下垂、形体肥胖
7.会阴部潮湿瘙痒、白带浑浊

十个女人九个"瘀"

《寿世保元》："盖气者，血之帅也，气行则血行，气止则血止，气温则血滑，气寒则血凝，气有一息之不运，则血有一息之不行。"意思是说血液的运行，依赖于气的推动，气机阻滞，血液就无法继续运行，停留在机体局部形成瘀血，故"气滞"常与"血瘀"连在一起。因此活血化瘀的时候，往往要加上行气药，如陈皮、香附等。

阳虚易生瘀

气、血、津液，作为人体三大基本构成，具有一个共同的特点，就是在人体的新陈代谢中，它们需要一刻不停地循环往复，以运动的方式维持生命活动。因而气、血、津液，运行于肌肤腠理之间、经络脉管之内，一旦离开经络脉管停滞不前，便会出现气滞血瘀。

机体若再遭受外感内伤，就很容易出现离经之血，即所谓的瘀血（败血）；而瘀血的停滞，又会引发气机不畅、痰湿凝聚。

气为阳喜动，血为阴爱静；"气为血帅""气行则血行，气滞则血瘀"。所以人体血液的运行，首先依赖于阳气的温煦和推动，才得以四通八达、运转不息。如果人体气虚乏力或气滞不通，则说明血液循环流转不畅。

一般来说，长时间的气血不足，血液运行迟缓；或跌打损伤，血瘀没有清除；或情绪失控，容易发怒；或由于身体衰老，气血运行不畅，都可能造成血瘀体质。

寒郁凝成瘀

寒主收凝，机体如遭受寒气侵袭，不仅阳气受损，更会导致经脉拘急、气血阻滞，引发瘀证。尤其是女子以肝为本、体阴而用阳，肝主疏泄、调畅气机，若是七情不和、长久抑郁，肝的疏泄作用失职，气机不畅，就会造成体内气滞血瘀。

而女子一生要经历月经、孕育、生产……可以说是外感内伤诸症频现，时常会有气血脉络损伤，故女人多见情志、气滞、血瘀之病，这就是民间会有"十女九瘀"说法的缘由。

女性血瘀的主要表现

1. 面色黧黑、唇淡紫黯
2. 心胸刺痛、胁肋胀痛
3. 头重头痛、肢体麻木
4. 女性经前或行经时，腰部小腹胀痛、经量稀少、行而不畅，经色紫黯夹有血块
5. 舌质紫黯或有瘀点，脉沉细

低温是女人生病的重要原因

低温会造成月经失调

现代医学研究表明，体温36.5~37℃时，机体的神经和内分泌功能发挥最佳。一旦出现温度降低，皮肤上的神经感应器便会迅速将这一信息传递到下丘脑的体温调节中心。随后体温调节中心就会通过调节作用，令外周血管收缩，以减少热量的散失；同时加快机体的新陈代谢，产生更多的热量。

而控制女性性激素分泌的神经中枢也在下丘脑，所以它和神经功能关系非常密切，彼此之间会相互影响。我们通常所说的"神经内分泌功能紊乱"就是这个意思。所以当女性遭遇寒冷刺激时，不仅会感觉身体寒冷不适，还可能会诱发"下丘脑（垂体）—卵巢—子宫性腺轴"功能障碍，出现月经失调、排卵异常等症状。所以不少医学专家都认为：低温是造成妇科疾病多发的重要原因之一。

痛经、不孕，小心是宫寒

女性害怕子宫虚寒，许多女性朋友每次来例假前，总会感觉小腹和腰部凉凉的，有些人甚至疼痛难忍，连正常的工作、学习都无法进行，不得不回家休息，这时人们常会说她得了"胞宫虚寒证"，简称"宫寒"。

中医认为，子宫位于女性小腹会阴部位，那里阴经缠绕、阴气会聚，是体内阳气最为薄弱的地方，稍有调养失当、肾阳不足、命火虚弱，寒湿之邪便会乘虚而入。所以在临床上，宫寒除了行经时可出现小腹冷痛外，大多还伴有月经周期延迟、闭经、白带清稀增多、腰膝酸软、性欲降低等症状；或因子宫内气血不足，导致胎儿孕育困难、发育不良。多数不孕不育的女性，都有中医所说的这种"子宫虚寒症"。

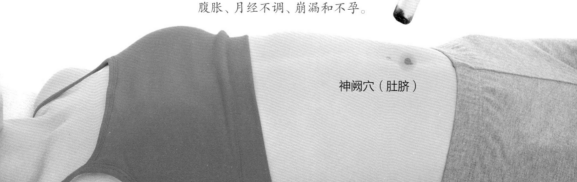

▼艾灸神阙穴（见59页）可温阳救逆，利水固脱。主治腹泻、腹胀、月经不调、崩漏和不孕。

神阙穴（肚脐）

寒湿多与虚相伴

寒湿是阳气升发的最大阻碍

中医认为，人的外感病邪有"风、寒、暑、湿、燥、火"六淫。

其中寒主收凝，它可令体内气血凝滞不通，导致肌肉、韧带、神经、血管等组织收缩和痉挛，造成组织缺血缺氧，从而影响气血运行，使得机体出现局部或全身的疼痛，关节、肌肉、血管拘急等不适。而湿邪对人体最大的危害，就是黏滞重着，所以有"千寒易除，一湿难去"的说法。它会遏制体内阳气的生成、宣发和疏泄，让人感到胸闷、腹胀、头重脚轻、身体困倦、四肢无力等。

寒湿较易伤脾胃

在人体脏腑中较恐惧寒湿侵袭的就是脾胃，因气为阳脾主升，而寒邪可伤人之阳气，阻遏阳气运行；湿邪则困扰和妨碍脾胃的运化。尤其是当阳虚湿重时，更会压抑和影响脾胃的运化功能，出现食欲不振、大便溏泄、恶心呕吐等异常。

寒湿两邪的共同点就是阴冷，当它们侵袭人体时，体内阳气会奋力阻挡。如果寒湿之邪对人体可长驱直入，这说明体内阳气已虚弱不堪，正如古人所云"正气存内，邪不可干""邪之所凑，其气必虚"。

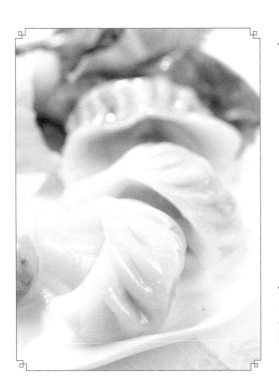

养气血小妙招

中医认为湿气的产生分内湿和外湿，外湿是指外在的湿邪侵犯人体，例如下雨天淋雨、梅雨季节环境潮湿，或是居住环境过于潮湿；内湿主要是脾虚无力运化水液，平时可常吃调理脾胃的食物，如芡实、茯苓、山药等。

◀ 艾叶不仅可以制成艾条、艾炷外用，还可以制成食物内服。在韩国，人们取新鲜的艾叶，制作成艾叶汤、艾叶饺子等食物，特别适合脾胃功能弱的人食用。

女人脾胃虚老得快

《慎斋遗书》："脾胃一伤，四脏皆无生气。"中医认为，肾为先天之本，脾胃为后天之本、气血生化之源。我们后天生长所需要的物质来源，主要靠脾胃消化吸收。足三里穴（见33页）是胃经上的养胃大穴，俗话说"常按足三里，胜吃老母鸡"。

人体衰老的本质是肾气衰少、脾胃虚弱

中医认为，肾为先天之本、阴阳之根。人随着肾气的不断充盈，而生长发育；随着肾气的不断虚弱，而逐渐衰老。脾胃则是气血生化之源，后天之本，五脏六腑、四肢百骸，都得依赖脾胃所养。肾气为父母禀赋所授，通俗地说，它是用一天少一天。那怎么办呢？肾气后天需要脾胃的滋养和补充，以"后天"来充养"先天"，所以中医认为，机体衰老的本质，首先是肾气衰少，然后是脾胃虚弱。正如中医名家李杲指出"胃之一腑病，则十二经元气皆不足也……凡有此病，虽不变易他疾，已损其天年"，这就是人们常说的"得胃气者生，失胃气者死"。

女人35岁开始衰老

女子属阴，随阳数而变，故每7年为一阶段。《黄帝内经》曰："女子七岁，肾气盛，齿更发长。二七而天癸至，任脉通，太冲脉盛，月事以时下，故有子。三七，肾气平均，故真牙生而长极。四七，筋骨坚，发长极，身体盛壮。五七，阳明脉衰，面始焦，发始堕。六七，三阳脉衰于上，面皆焦，发始白。七七，任脉虚，太冲脉衰少，天癸竭，地道不通，故形坏而无子也。"

由此可见，女性是在四七（28岁）的时候发育到极致，四七到五七（28~35岁）是一个平台期，五七（35岁）以后开始走向衰老。这时主要表现为面容焦黄，头发堕白，月经稀少等。

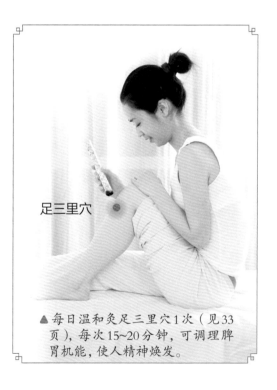

足三里穴

▲ 每日温和灸足三里穴1次（见33页），每次15~20分钟，可调理脾胃机能，使人精神焕发。

女性衰老与任脉、冲脉、阳明经关系密切

根据对《黄帝内经》的研究，女性的衰老，与任脉、冲脉、阳明经的关系较为密切。"任"主一身之阴，主管女子经血、妊娠；"冲"为血海，总督全身气血，具有调节十二经脉气血的功能。但气血的多少，则要看阳明经气血的供给量，所以中医称"冲脉隶于阳明"。当脾胃虚弱、阳明经气血不足时，就会导致女性体内冲任二脉气血的虚少，此时女性的生命周期就开始进入了自然衰老阶段。

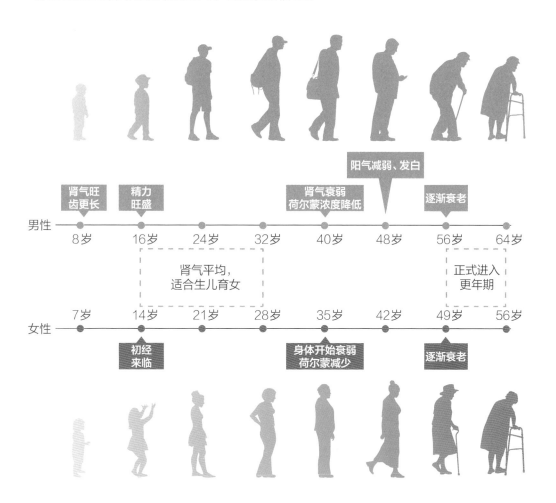

这些部位暖起来，让你的美由内而外

《通俗伤寒论》："胸腹为五脏六腑之宫城，阴阳气血之发源。"人之腰腹，是众多壮阳大穴的聚集地。前有关元穴（见37页），后有腰阳关穴（见37页），二者均为锁住阳元，护卫肾精之大穴，此二穴若是暴露失守，则人体阳气不开自泄。

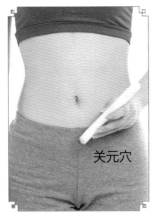

关元穴

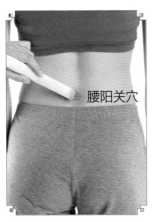

腰阳关穴

腹部：一定范围内，腹温每升1℃，免疫力增强数倍

按照中医的说法"背为阳，腹为阴"，体内任脉等多条阴经皆汇聚于腹，令腹部阴气盛而阳气弱，因而腹部非常容易遭受寒邪的侵袭。再者，腹为"五脏六腑之宫城，阴阳气血之发源"，人体后天之本——脾胃就位于此，饮食之中不可避免会有水湿浸入，日久天长便可困阻脾阳，导致痰浊停滞，引发各种病症。特别是女性，由于生理原因，对气血的损耗相当大，经期、生产过程中气血会大量流失，使得腹部易寒易胖，所以女性一定要注意腹部保健。暖腹，不仅可以健脾生气、养血柔肝、补肾化精，还能助膀胱气化、利湿消肿，暖子宫孕育生命，通任脉协调阴阳。

研究发现，温灸腹部能增加腹肌和胃肠、膀胱、子宫等脏器的血液流量，提高腹肌及内脏平滑肌的张力，改善局部组织的淋巴和血液循环。促进这些脏器的体液分泌，有利于食物的消化、吸收和排泄，大小肠的正常蠕动，防止和消除便秘。此外，腹部施灸还能促进皮下脂肪的吸收和代谢，预防和治疗腹部肥胖，起到减肥降脂的效果。

胸部：守住膻中之气

胸部位于人的上焦，内藏五行属火的心、五脏主气的肺，所以中医将胸称为大气之府。气乃万物之主，无所不及，无论是人的血、津、液、情、欲，都离不开阳气的温煦、推动和滋养。所以，位于大气之府中央的膻中穴（见29页），自然被誉为气之"会穴""上气海"。

同时，因膻中属任脉之穴，为"诸阴之海""主胞胎"，它又能统领人一身的阴血，具有益气养阴的双重功效，对女性的健康与美丽起着至关重要的作用。在现代医学理论中，女性乳房的发育与丰满，既需要雌激素（阴性激素）的营养，也需要孕激素（阳性激素）的刺激，两者缺一不可。因而女性胸部的护理，需要气（阳）阴（血）双补。

臀部：翘臀正是阳气足

隆起的臀部是体现女性S型身段的亮点之一，它的前侧是平坦的小腹和隐藏于内的盆腔，后外侧则由健壮的肌肉和肥厚的脂肪所包裹。臀部位于人体的背侧，因而从这里经过的督脉、太阳经、少阳经，均为阳经。

在中医里阳主凸、阴主凹，所以虽然女性属阴寒之体，但其臀部却以丰满凸出为好，这证明她体内阳气通畅、经脉不堵。最新医学研究证实，臀部的脂肪可降低低密度脂蛋白水平，提高高密度脂蛋白水平，有助于防止血管硬化，甚至可以降低糖尿病的危险。因此，医学专家认为女性翘臀，不只是"魔鬼身材"的标志，更是健康的证明。

为了保护骨盆的安全，臀部将其包裹在内。盆腔内的神经，也主要来自于腰臀部脊柱的神经节。因而很多女性疾病，都与臀部有着千丝万缕的联系，如在临床上很多妇科疾病，就经常会伴有臀部（腰骶关节、骶髂关节）的疼痛和异常，此时病虽在阴侧，却发于阳侧。

中医治病注重阴阳平衡，故有"上病下取，下病上取；左病右取，右病左取""阴病治阳，阳病治阴"等说法。所以女性臀部温灸，虽然灸在阳经，但通过益气通阳、行气活血、散寒逐湿，改善的却是女性盆腔内的血液循环，治疗的是妇科疾病。

▼ 通过艾灸次髎穴（取穴法见86页"八髎穴"），可以益气通阳、行气活血、散寒逐湿，治疗各种妇科疾病。

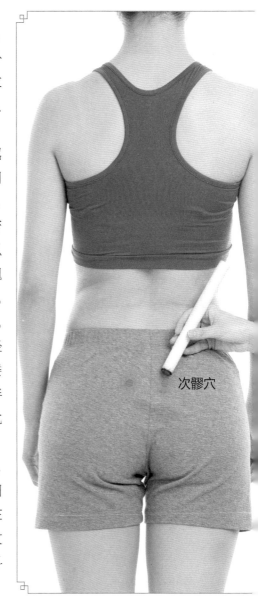

次髎穴

阴部：阴湿之处亟待阳光

阴部，既是女性身体中私密、娇嫩、敏感的部位，也是脆弱、需要呵护的部位。

首先，从解剖结构讲，在这么一个狭小区域，女性的尿道、阴道、肛门，三者靠得如此之近，彼此影响不可避免。便后或性生活后，稍有不慎即可将致病微生物带入尿道、阴道内引发感染。其次，阴部是人体最容易出汗的部位之一，且现代女性喜欢穿牛仔裤、紧身内衣，长时间坐在办公桌前缺少运动，阴部潮湿闷热，很容易诱发皮肤、尿道、生殖器官疾病。因此，阴部的健康对女性意义十分重大。

在中医学中，阴部还具有非常高的养生保健价值。它是人体数条重要经络的聚集地，如冲脉、任脉、督脉三脉便在此相会。任督二脉是人体阴阳之气的最高主管，冲脉则被称为"十二经之海""五脏六腑之海"，而且"冲为血海"，女性的生殖功能与它紧密相连，《黄帝内经》里亦提及"太冲脉盛，月事以时下""太冲脉衰少，天癸竭"。这里所说的太冲脉，指的就是冲脉。冲脉在体内有相当一部分与肾经重叠相合，因此冲脉实际上还反映着肾气的盈亏与盛弱。

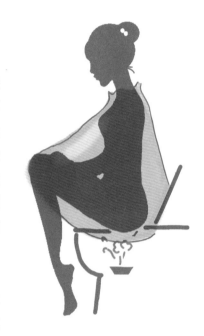

▲ 女性朋友上完厕所后，记得从前往后擦拭，以防致病微生物的感染。

除此之外，阴器（生殖器）为肝经所绕，向上联络乳头、眼睛，所以女性在性生活中的诸多表现，如阴部湿润充血、乳头兴奋勃起、瞳孔放大含情脉脉，这些都与肝经有关。因而阴部温灸，刺激以上诸经各穴，不仅能促进女性生殖器官的血液循环，令阴部出现温暖、发热、收缩、松弛等感觉，提高女性性生活的和谐度，改善女性的性冷淡、性高潮缺乏等异常，而且可预防皮肤、尿道、生殖器感染及内分泌功能紊乱等疾病。

养气血小妙招

会阴穴（见162页）是阴经脉气交会之所。经常按摩会阴穴，能疏通体内脉结，促进阴阳气的交接与循环，对调节生理和生殖功能有独特的作用。

足部：寒从脚起更要保暖

我们都知道人的正常体温一般在37℃左右，但足部的温度连30℃都不到。这是因为足部位于人体下肢的末端，远离心脏，血液经过长途旅行，能量逐渐衰减，达到足部时循环速度明显减缓。再加上足部表面皮下脂肪较薄，保温力差等原因，造成足部温度要比身体其他地方的温度低很多。

中医认为，由于足采地之阴气，为人体阴中之阴、阳气最弱的部位，而阴寒之气时常会从阳气最为薄弱之处侵扰人体，民间便有了"风寒从脚生"的说法。临床上也经常会发现，当足部受寒着凉之后，因机体免疫力下降，病毒、细菌等致病微生物就会乘虚而入，大量繁殖滋生，诱发感冒、咽炎、气管炎；或由于血管、肌肉的收缩，引起胃痛、痛经等疾病。连体内阳气较为旺盛的男性尚且会如此，更何况原本就阴盛阳弱的女性了。所以女性要想健康美丽，首先要保暖足部。

更重要的是，十二经脉中6条重要经络的起点、终点、连接点都在足部，奇经八脉中的阴跷、阳跷、阴维、阳维四脉皆起源于足，冲脉也有分支联系到足，所以在足踝部周围聚集着60个左右的穴位。我们的祖先称人有四根，"鼻为苗窍之根，耳为神机之根，乳为宗气之根，脚为"精气之根"，而且把"精气之根"称为"四根之本"，可见足对人体健康的意义非同寻常。因此，女性经常温灸足部，不但可以改善下肢的血管功能，促进足部的血液循环，益气助阳、驱寒保暖，而且对调整脏腑功能，增强体质、消除疲劳、改善睡眠都有很大的帮助。

涌泉穴

▶ 每天晚上洗完脚后，艾灸脚底涌泉穴（见23页）5~10分钟，可增强体质，消除疲劳，提高睡眠质量。

养气血小妙招

脚后跟这个地方属于肾经，如果此处反复出现干裂，甚至出现疼、痒的情况，则反映肾经经气不足，间接说明肾气不足。足部艾灸，尤其是灸涌泉穴，可以补充肾气。

女人最怕伤"心肝"

《景岳全书·不寐》：“*无邪而不寐者，必营气之不足也，营主血，血虚则无以养心，心虚则神不守舍*。”不少人失眠是因气血不足，常表现为入睡困难，易惊易醒、夜尿多、打呼噜等。可多吃黑豆、胡萝卜、龙眼、红枣、猪肝、菠菜、黑木耳、黑芝麻、阿胶等。如果是用中药补血补气，八珍汤的效果比较好。

心理和情志问题，归根结底是心和肝的问题

随着计算机、网络、人工智能等技术的飞跃发展，依靠体力劳动的年代正在逐渐远去，越来越多的高智商、高情商女性崛起于职场，并承担着事业、感情、生活、教育子女、抚养老人等诸多社会责任，世界开始进入"女力时代"。

现代女性安身立命以智力和情志取胜，而当今社会新旧变革，各种利益调整，使得工作节奏快速多变，生存环境竞争激烈，物质欲望日益膨胀，可以说女性的压力之大是无法想象的。

情感问题、婚姻危机、职业压力、人际关系……这一切的一切，若以一个词来形容，那就是辛劳；而且这种辛劳，不仅是躯体的，还是心灵的，所以现代女性最容易出现的问题就是心理和情志异常，而究其根本，是心和肝的问题。

心血亏虚则烦躁失眠

中医认为人的精神思维、情绪心理，与心、肝二脏关系最为密切。心主神明，接受信息，分析处理，作出决策，掌控全身；肝主疏泄，调节情志，通过喜、怒、忧、思、悲、恐、惊七情，折射出人内心的心理变化。前者是"君主之官"统治者，指挥中枢；后者是"将军之官"执行者，办事人员。故女人心神应该静养，肝气需要通畅。

人的神明从心出发，去控制和协调机体生理和心理的各项活动。若心气平和、心血滋润、神明安宁，人的精神、思维、意识、神经活动就清晰正常，身体安泰健康；如果心气浮躁、血不养心、神明不安，人的精神、思维、意识和神经活动就会失调紊乱，甚至危及生命。

女性日常所见的心悸、怔忡、烦躁、失眠、多梦、健忘、易惊等不适，都是由于血不养神、神明受扰所致，即著名医学家张景岳所说的"心虚则神不守舍"。

乳腺、子宫问题都要疏肝

人的精神、思维、意识、情绪、语言、表情等心理活动，以及身体的感觉、运动、定位、判断、反应等神经功能，除了由心神所主外，还受到肝气"升、降、出、入"的调控。尤其是女性"以肝为本""喜调达，恶抑郁""体阴而用阳"，肝气可将体内的阴血，或下泄于子宫，或敷布于全身，或归藏于肝。一旦失于疏泄，气血就难以舒畅地生发与流通。例如，女性经期和经期前后，因肝血汇聚子宫，阴液潜行于下、阳气浮越于上，就很容易导致肝气横逆，易生气、发怒，引发月经不调、乳腺增生、子宫肌瘤等疾病。

中医认为，气有余便是火，所以肝气郁结甚至还可化为肝火，导致头痛、眩晕、目赤、口苦、胁肋胀痛、经期提前等症状。

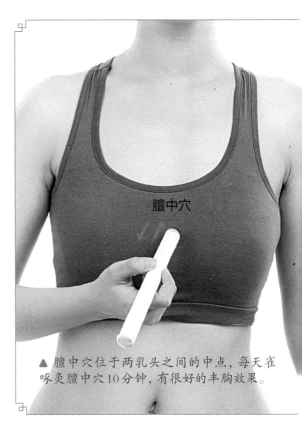

▲ 膻中穴位于两乳头之间的中点，每天雀啄灸膻中穴10分钟，有很好的丰胸效果。

膻中穴

养气血小妙招

肝脏功能若不正常，便会导致肝气疏泄失常，以至人体出现气滞、血瘀、出血等异常，可以说是妇科病之源。疏发肝气可多按摩期门穴（见31页）、肝俞穴（见27页）、太冲穴（见25页），每天按揉2次，每次200下。

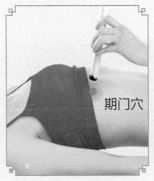

期门穴

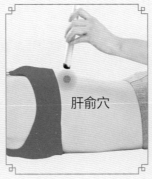

肝俞穴

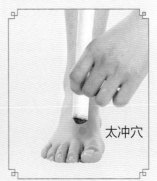

太冲穴

灸前3分钟判断是否虚

《黄帝内经·素问》："阳虚则外寒，阴虚则内热。"中医认为阳气有温煦功能，阳气不足则寒冷；阴不足，滋润、制约阳的功能减退，致使阴不制阳，而出现燥热等内热表现。饮食上温阳的可以选择生姜、羊肉、鸡肉等；滋阴的可选百合、藕、梨等。

分清气血阴阳四种虚

中医前辈常说，虚者乃不足，治须补之；实者为过剩，治当泻之。故中医诊治各类疾病，无论是运用药、石、针、灸何法，先要分清虚实，然后各施补泻。虚证指人体精气不足而出现的虚弱证候，与实证相对，多由先天不足或后天失养所引起，但以后者为主。如饮食失调、七情劳倦、房事过度、久病失治等致正气耗伤，形成虚证。按照中医辨证论治中"四诊八纲"的基本法则，若是弱者、虚证，尚须将人分为气虚、血虚、阴虚、阳虚四种类型，或益气，或补血，或滋阴，或壮阳，方可取效。

女人需热养，男人要冷养

中医认为，男人性热火旺、属阳为乾，需要"冷养"；女人性寒多水、属阴为坤，需要"热养"，所以人体在滋补调养时，务必注意这种"温差"上的区别。例如，男性生殖器官中的睾丸，它不耐高温，需要比正常体温略低的温度环境，否则就会危害精子的生长发育和健康；相反，女性的子宫就十分惧怕低温寒冷的刺激，若不注意小腹、会阴、足踝部位的保暖，就会引发月经不调、白带异常、痛经、不孕不育等病症。所以女性往往需要比男性得到更多的阳气（热量）呵护和滋补。

气虚之人

身倦乏力，多病难愈，少气懒言，声音低沉，胸闷气短，动则出汗，头晕心悸，面色萎黄，食欲不振，脱肛，子宫下垂，舌淡而胖，舌边有齿痕，脉弱。

阴虚之人

怕热易怒，口干欲饮，大便干结，小便短赤或黄，舌燥少津，五心（手心、脚心、头顶心）烦热，颧红盗汗，腰酸背痛，梦遗滑精，舌质红，苔薄或光剥，脉细数。

血虚之人

面色苍白，唇爪淡白，头晕乏力，耳鸣眼花，心悸多梦，大便干燥，妇女经水延期，量少色淡，舌质淡，苔滑少津，脉细弱。

阳虚之人

畏寒怕冷，四肢不温，喜热饮，腰膝酸软，小腹冷痛，神疲乏力，小便清长或不利，大便溏稀，舌质淡薄，苔白，脉沉细。

取四诊之法，辨清女性是否有寒

经血颜色黯黑甚至夹有血块，白带色白清稀，面色黯黑或苍白无华，舌色黯淡，舌苔白而且水滑。

白带有腥味。

有痛经、黄褐斑、性冷淡、月经延期，甚至闭经、腰膝酸冷、四肢不温等症。

小腹和腰部温度较低。

自我小测试：你是"寒女"还是"热女"

以下有红色和蓝色两组测试题，你可以在与你吻合的项目前画"√"，便可知道你是"寒女"还是"热女"。

蓝色组	红色组
☐ 即便夏天也喜欢热饮	☐ 即便是冬天也喜欢冷饮
☐ 平时经常手脚冰凉、手掌湿润、皮肤温度较低	☐ 唇色深红、口干易渴、眼睛分泌物较多
☐ 脸色苍白、畏寒怕冷	☐ 脸颊经常发烫发红、多汗
☐ 小便清长、大便稀软	☐ 小便短赤、大便干硬
☐ 舌质白淡且胖	☐ 容易情绪激动、舌质发红

如果蓝色组打勾较多，那说明你的身体偏寒，需要"温补脾肾，振奋阳气，温化水湿，畅达气血"。如果红色组打勾较多，那说明你的身体偏热，应"滋阴生津，清降虚火，镇静安神"。

跟着月经周期做艾灸，让暖养事半功倍

《血证论》："女子胞中之血，每月换一次，除旧生新。"经期后的调理重在滋阴养血，可用当归、茯苓、山药、枸杞子加瘦肉炖汤。

按照月经周期温灸更养人

平时我们谈论养生保健，关注比较多的是人的体质、饮食的寒热温凉、周围生活环境对人体的影响……这些都没错，但我们千万不要忘了这世界是由男人和女人组成的，他们和她们是两种截然不同的人群。

如果没有什么特殊原因，每个女人都会遭遇"经、带、胎、产"，所以中医作为一门非常注重个体化、差异性的医学，不应该也绝不会忽略女性的这种特殊需求，这里介绍的就是那些只属于女性所特有的温灸调理。

作为一个成年女性，每个月总有那么几天，会给你的生活带来或多或少的麻烦，它就是月经。月经并非从阴道里流点血出来那么简单，它是一个非常复杂的生理过程，在其背后隐藏着十分奇妙的周期变化。我们可以根据月经不同阶段的特点，进行对应的调养。

月经期：经血下泄通畅后灸疗即停止

世界上所有的女性，最期盼的就是经血顺利下泄。月经正常的女性，经期不需要艾灸，否则可能会增加出血量。如果子宫寒湿瘀血阻滞，经血排泄不畅，就会出现腹痛、腰痛、经色紫暗、夹杂血块等异常，此时可重点艾灸厥阴经、阳明经、任脉、太阳经等经。一旦经血下泄通畅，灸疗即可停止。

卵泡期：填补经期消耗的血液

月经结束后的7~10天，属于月经周期中的卵泡期，这时女性的基础体温大都较低，故中医称之为"阴长期"。此时体内"经净后血海空虚"，新的子宫内膜和卵泡开始生长，它们都非常急需阴血的滋养。此刻最好的调养就是滋阴补肾、养肝生血，这样既能填补月经期间血液的损耗，又可促进卵泡和子宫内膜的生长。治疗上应以灸太阴经、少阴经为主，如血海穴（见33页）、三阴交穴（见27页）、阴陵泉穴（见53页）、太溪穴（见39页）等。

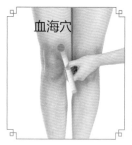
血海穴

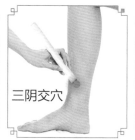
三阴交穴

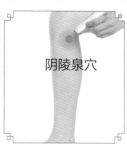
阴陵泉穴

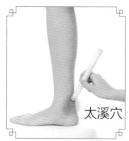
太溪穴

排卵期：益气助阳促怀孕

在两次月经中间那几天，很多女性的阴道都会有较为透明，呈拉丝状的白带绵绵而下，基础体温开始由低向高转化，这便是月经周期中的"排卵期"。

中医认为，此时体内由阴转阳，阳气内动，属于阴阳转化阶段。女性朋友若是想尽快受孕，就需要益气助阳、促进排卵。这时可重点艾灸带脉、少阳经、阳明经，如带脉穴（见47页）、阳陵泉穴（见25页）、子宫穴（见119页）、天枢穴（见47页）等。

黄体期：温煦子宫帮助受精卵着床

女性排卵后至下次月经来潮前，体内黄体酮大量分泌、基础体温明显增高，月经周期进入"黄体期"，中医称其为"阳长期"。

此时子宫内非常需要阳气的温煦和支撑，以帮助受精卵顺利着床，让囊胚拥有一个良好的宫内环境，有丰富的血液供应，来促进它的生长发育。

即便是暂时没有受孕需求，这一时期女性的子宫同样需要阳气的滋润，因为一旦黄体发育不良，就很容易引发不孕、流产等异常。此时应以灸督脉、太阳经为主，如气海穴（见37页）、长强穴（见37页）、命门穴（见37页）、八髎穴（见86页）、肾俞穴（见59页）等。

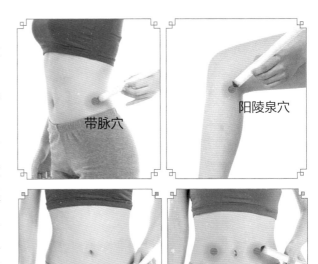

带脉穴

阳陵泉穴

子宫穴

天枢穴

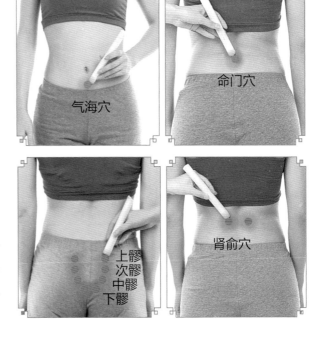

气海穴

命门穴

上髎
次髎
中髎
下髎

肾俞穴

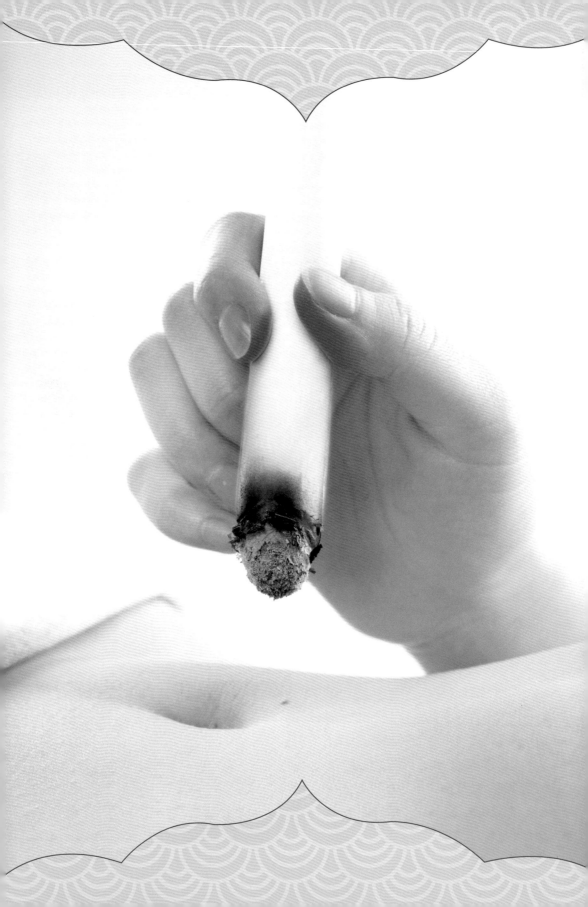

第二章

艾灸养五脏，
气色好美到老

调节心肾平阴阳，灸出健康"睡美人"

《傅青主女科》："肾无心之火则水寒，心无肾之水则火炽；心必得肾水以滋润，肾必得心火以温暖。"对于心肾不交引起的失眠，可用龙眼肉（干）1颗，花椒6或7粒，加上适量艾绒一同打烂，晚上睡觉时取小指指甲面大小，放在肚脐里，用透气胶布封好，早上起床后揭掉。如果有上火现象，可以加贴涌泉穴以引火下行。

女性失眠更易患心脑血管病

人的一生大约有三分之一的时间是在睡眠中度过的，生命之所以能够维持和延续下去，必须拥有两个不可缺少的基本条件，即睡眠和营养，所以英国戏剧家莎士比亚将睡眠称为"人生最美的一道筵席"。人们常常说"睡美人"，科学研究证实美人确实是睡出来的。因为女性的身体状况受内分泌因素影响非常大，激素水平若出现大幅度波动，会影响到她们正常的睡眠与休息；反过来，睡眠不佳又会干扰女性正常的生理激素功能，引发诸多心理异常和疾病。医学研究发现，睡眠质量不佳对女性的健康影响要远远大于男性。例如，女性失眠者患心脑血管疾病、2型糖尿病的风险更大，诱发心理焦虑、抑郁的概率也更高。

充足睡眠可恢复阴阳平衡

中医认为，阳气盛则寤，阴气盛则寐。根据白昼为阳应动、黑夜为阴宜静的自然规律，人应阴阳有度、动静相宜。少眠不息会打乱人正常的生物节律，导致阴阳不分、黑白颠倒，令气血脏腑混乱至极。

所以睡眠是人体恢复阴阳平衡的一种非常重要的调节手段，是生命代谢过程中最好的节能方法。通过睡眠与休息，人可以储备能量和营养，消除疲劳、缓解压力。人睡眠休息时，阴血回归于肝，可滋养肝肾，令机体阴平阳秘、宁静安详。而若经常熬夜、缺少睡眠，阴血散布于外，肝不藏血，肝中阳气就会躁动不安，引发肝火上炎、肝阳上亢、肝风内扰等病症。

治疗失眠重点在心和肾

心主神明，人的精神、意识、思维，都为心气所管、心血所养，但心为火易亢，故需肾水的制约。若心火旺盛不能下达于肾水，或肾水虚亏不能上济于心火，就会出现"心肾不交"，夜寐不安；人体只有心肾相交、水火既济，方可藏神入眠。因而治疗女性失眠不寐之病，重点就在于心和肾，可选灸神门穴、内关穴、太溪穴（见39页）、风市穴、三阴交穴（见27页）、涌泉穴、百会穴等。神门穴，为手少阴心经的原穴，经络学说认为"五脏有疾取之十二原"，故神门穴最善治疗心神不宁之病，与内关穴相配，能够养心助眠。

穴位	灸法	时长
神门穴、内关穴、风市穴、涌泉穴、百会穴	温和灸、回旋灸	每穴灸 15~20 分钟

神门穴

【定位】为手少阴心经的原穴。微握掌，另一手四指握手腕，屈拇指，指甲尖所到凹陷处。

【灸法】温和灸或回旋灸15~20分钟。

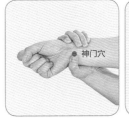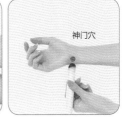

内关穴

【定位】为手厥阴心包经的络穴。微屈腕握拳，从腕横纹向上量3横指，两条索状筋之间即是。

【灸法】温和灸或回旋灸15~20分钟。

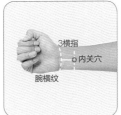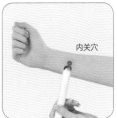

风市穴

【定位】归属足厥阴肝经。直立垂手，手掌并拢伸直，中指指尖处。

【灸法】温和灸或回旋灸15~20分钟。

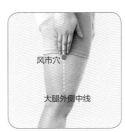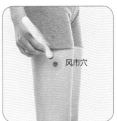

涌泉穴

【定位】归属足少阴肾经。卷足，足底前1/3处可见有一凹陷处，按压有酸痛感。

【灸法】温和灸或回旋灸15~20分钟。

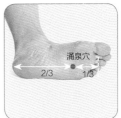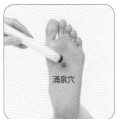

百会穴

【定位】归属督脉。两耳尖与头前正中线相交处，按压有凹陷处。

【灸法】温和灸或回旋灸15~20分钟。

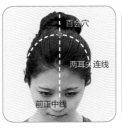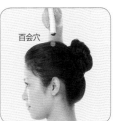

艾灸神门和太冲，特殊时期也静心

王冰《素问·五脏生成》："*肝藏血，心行之。*"心肝两脏，相互配合，共同维持血液的正常运行。心血充盈，心神健旺，有助于肝气疏泄，情志调畅；肝气疏泄有度，情志畅快，有利于心神内守。

女性比男性更易多愁善感

由于受体内激素水平波动的影响，一般来说女性比男性更易多愁善感，尤其是在月经期、妊娠期等特殊时期，大量血液汇聚于小腹子宫，阴血潜行于下，阳气浮越于上，常会出现睡眠不佳、情绪波动。如果是在绝经期，则因肝肾阴虚、肝阳上亢，更容易暴躁发火。

这些情绪异常具有很大的消极破坏作用，会引发女性神经系统和内分泌系统失调，机体免疫力下降，导致月经不调、乳腺增生、经量异常、痛经、闭经，严重的甚至会诱发子宫肌瘤、不孕、乳腺癌等病症。

心平气和才能身心健康

中国传统文化以中庸为道，任何时候、任何事情，都不求过盛过衰。五脏中心主神明，肝主情志。中医常说"不足为虚、过盛为实"，如心烦易怒者，多因心肝气盛所致。在临床上和日常生活中，凡气机疏泄功能正常者，大多肝气升发有序，心情舒畅，精神愉快，思维灵敏，气血平和，身心健康；而气机疏泄功能异常者，则往往精神郁郁寡欢，情绪烦躁焦虑，易发怒，易动气，易生病。所以人要养生保健，就要调达情志，心情舒畅，才有助于肝气的疏泄，心气的宁静、平和。

养气血小妙招

经前莫名的烦躁，西医属于经前期综合征，主要和激素水平波动有关系。在这个时候，饮食要注意清淡；或者喝一些能够疏肝解郁的茶水，如玫瑰花茶、月季花茶、佛手茶等，都可以缓解这些症状。

穴位	灸法	时长
内关穴、神门穴、太冲穴、阳陵泉穴、行间穴	温和灸、回旋灸	每穴灸 15~20 分钟

内关穴

【定位】为手厥阴心包经的络穴。微屈腕握拳，从腕横纹向上量3横指，两条索状筋之间即是。

【灸法】温和灸15~20分钟。

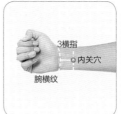
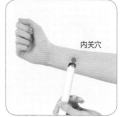

神门穴

【定位】为手少阴心经的原穴。微握掌，另一手四指握手腕，屈拇指，指甲尖所到凹陷处。

【灸法】温和灸或回旋灸15~20分钟。

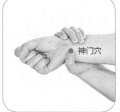
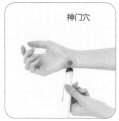

太冲穴

【定位】归属足厥阴肝经。沿第1、第2趾间横纹向足背推，有一凹陷处即是。

【灸法】温和灸或回旋灸15~20分钟。

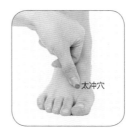
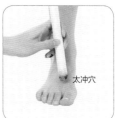

阳陵泉穴

【定位】归属足少阳胆经。膝关节外下方，腓骨小头前下方凹陷处。

【灸法】温和灸或回旋灸15~20分钟。

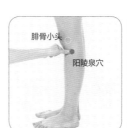
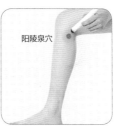

行间穴

【定位】归属足厥阴肝经。坐位，在足背第1、第2趾间，趾蹼缘的后方赤白肉际处。

【灸法】温和灸或回旋灸15~20分钟。

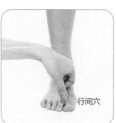
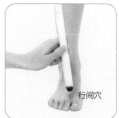

艾灸赶走虚证，让神经衰弱不再来

《素问·六微旨大论》："升降出入，无器不有。"是说每个脏腑都有气机的升降，如脾气主升，所以临床上治脾病以升为主。常用辛甘温之剂以助其升举之性，可选方剂如四君子汤、补中益气汤等。

头晕失眠多虚证

现代医学研究发现，在人体中神经系统的血液供应量和耗氧量是最大的。所以按照中医"心主血、肝藏血"的理论，如果心血不足或肝血虚弱，导致血不养神，人就很容易出现头晕头痛、失眠健忘、多梦易醒、胸闷气短、食欲不振等异常，这多属于植物神经紊乱症中的虚证。

压抑烦躁多实证

《黄帝内经》中有"百病生于气也"之说，植物神经紊乱症中的实证多为郁证，主要因肝气郁积、气机阻滞所致，出现精神压抑、七情不和、烦躁易怒等不适。严重的还可气郁化火，引发肝火或心火的上扰，出现面红潮热、头痛脑胀、头晕目眩；或木（肝）旺克土（脾），影响脾胃的消化吸收功能，出现食欲减退、大便溏泄；或子病及母，伤及肾气精血，出现腰酸耳鸣、失眠多梦。所以，治疗女性植物神经紊乱症，虚证者当养心、补血、安神，实证者则要调肝、理气、解郁。

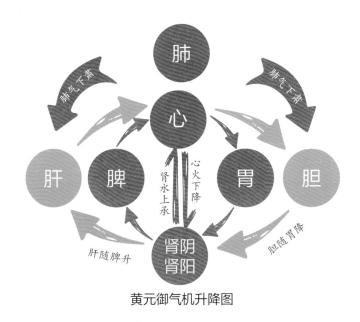

黄元御气机升降图

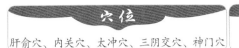
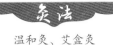
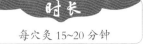

穴位	灸法	时长
肝俞穴、内关穴、太冲穴、三阴交穴、神门穴	温和灸、艾盒灸	每穴灸15~20分钟

肝俞穴

【定位】归属足太阳膀胱经。肩胛骨下角水平连线与脊柱相交处，往下推2个椎体，后正中线旁开2横指处。

【灸法】温和灸或艾盒灸15~20分钟。

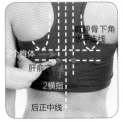
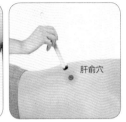

内关穴

【定位】为手厥阴心包经的络穴。微屈腕握拳，从腕横纹向上量3横指，两条索状筋之间即是。

【灸法】温和灸15~20分钟。

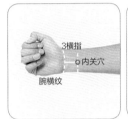
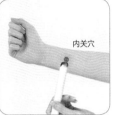

太冲穴

【定位】归属足厥阴肝经。沿第1、第2趾间横纹向足背推，有一凹陷处即是。

【灸法】温和灸15~20分钟。

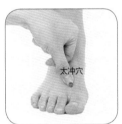
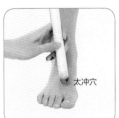

三阴交穴

【定位】此穴为足太阴脾经、足少阴肾经、足厥阴肝经交会之处。正坐或仰卧，胫骨内侧后缘，内踝尖直上4横指处。

【灸法】温和灸15~20分钟。

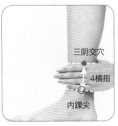
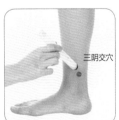

神门穴

【定位】为手少阴心经的原穴。一手微握掌，另一手四指握手腕，屈拇指，指甲尖所到凹陷处。

【灸法】温和灸15~20分钟。

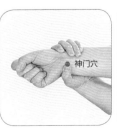
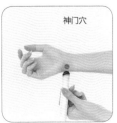

情志问题，可以通过艾灸解决

《素问·阴阳应象大论》："怒伤肝。"中医认为，如果长期郁愤，可以导致肝气郁结，引起生理功能紊乱。一些肿瘤的发病原因，与无法疏泄心中的郁闷有密切的关系。在日常生活中，要及时把积聚在心中的愤怒、委屈等不良情绪通过适当的方式发泄出去，恢复心理平衡，才能保持健康。

近年来非常流行一个词叫作"情绪管理"，因为医学和心理学研究发现，人身上所有的负面情绪，如焦虑、压抑、愤怒、悲伤、恐惧……都会抑制和弱化机体的免疫功能，诱发头痛、失眠、胃病、月经不调，甚至冠心病、脑卒中、癌症等各种疾病。

癌症也是一种"情志病"

根据国内外大量流行病学的调查，相比性格开朗、心理健康的人，长期处于抑郁、焦虑、紧张情绪的人，其患癌风险会更高，所以癌症也是一种"情志病"。

人的负面情绪常表现为自责、沮丧、冷漠、懊悔、悲伤、恐惧、愤怒、焦虑、怨恨、嫉妒等，它会令人心情不爽快、不愉悦，行事无兴趣、没动力，身体疲倦无力。

中医认为人的情志活动主要归属心肝，尤其是肝。若七情不和、肝失疏泄，就会导致负面情绪大肆泛滥，从而损心伤肝，逆气乱血，诱发恶性肿瘤等疾病。所以要想远离肿瘤的侵袭，首先必须管理好自己的情绪，以免怒气伤肝乱心。除了可通过心理疏导调解负面情绪外，中医还常主张通过针灸经络穴位来疏通脏腑、气血，排忧解压。

养气血小妙招

现代职业女性经常要面对电脑工作，平时运动量又比较少，肩膀部位气血运行不畅，很容易出现酸胀疼痛感。可以常按揉肩井穴，以改善肩部血液循环，使僵硬的肩膀得到放松，有效缓解酸痛。

平时工作1或2小时后可以站起来走动走动，看一看窗外的远景，对调节工作压力，缓解焦虑，提高工作效率都很有帮助。

穴位	灸法	时长
风池穴、膻中穴、肩井穴、太冲穴、行间穴	温和灸	每穴灸 15~20 分钟

风池穴

【定位】归属足厥阴肝经。正坐，后头骨下两条大筋外缘陷窝中，与耳垂齐平处。

【灸法】温和灸15~20分钟。

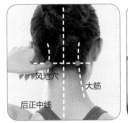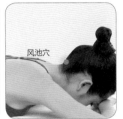

膻中穴

【定位】归属任脉。位于胸部前正中线上，两乳头连线的中点，是人体任脉上的主要穴位之一。

【灸法】温和灸15~20分钟。

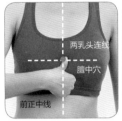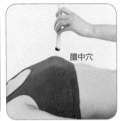

肩井穴

【定位】归属足厥阴肝经。位于大椎与锁骨肩峰端连线的中点上。

【灸法】温和灸15~20分钟。

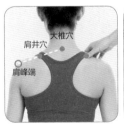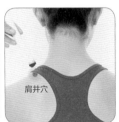

太冲穴

【定位】归属足厥阴肝经。沿第1、2趾间横纹向足背推，有一凹陷处即是。

【灸法】温和灸15~20分钟。

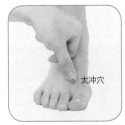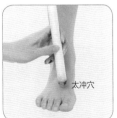

行间穴

【定位】归属足厥阴肝经。坐位，在足背第1、2趾间，趾蹼缘的后方赤白肉际处。

【灸法】温和灸15~20分钟。

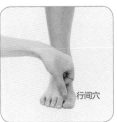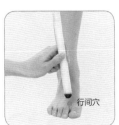

艾灸章门和期门，让胁痛不再来

《灵枢·五邪》："邪在肝，则两胁中痛。"胁肋部为少阳经循行所经，依据循经远取之法，选取手少阳经支沟穴（见105页）、中渚穴（在手背，第4、5掌骨间，第4掌指关节近端凹陷中）、足临泣穴（见111页）。嘱患者配以胸廓运动，疏通经络，运行气血。

肝气郁结，容易出现胁肋疼痛

中医认为，肝藏血，管情志，主疏泄，调气机。肝经又分布于两肋，故古人将胁肋称为肝之分野。因气为阳，喜动、善行、厌滞，所以人体中气机的主要运动形式就是"升、降、出、入"。气常随七情而动，带血而行，因寒而滞，遇湿而凝。倘若机体因情或寒或瘀或湿导致肝气郁结、阻滞不通，就容易出现胁肋胀满疼痛。由于女子"以肝为本""以血为本"，而阴血又受肝气所导，所以不少女性在经期前后，或情绪异常时，时常会出现两胁胀满、乳房胀痛、经期不定、情绪烦躁、口干易怒、偏头疼、心情抑郁、多愁善感等不适，这些都与肝郁气滞有关。

好的心理状态有利于肝气条达

根据临床观察发现，不少胁肋痛患者，其发病原因多与心里常年的憋屈、压抑得不到抒发有关；尤其是工作生活中遭遇突发变故的人，由此发生消化、免疫、神经系统疾病的概率会更高。因此，女性肝气务必顺畅条达，七情平和，不怒不躁，以保持一个良好的心理精神状态。在日常生活中，可以选择自己能够坚持的运动，保证充足的睡眠，阅读适合自己的健康书籍，进行自己喜欢的娱乐项目，经常和朋友交流……通过这些方式疏肝理气、通调气机，让体内的压抑郁怒火宣泄而出，以缓解各种心理和生理压力对人体的侵袭和伤害。

养气血小妙招

对现在年轻人来说，熬夜几乎成了家常便饭，久而久之就会出现疲劳、食欲不振等症状，其实这是肝脏向你发出的"危险信号"。此时可以试着按摩一下期门穴。期门穴是脏腑之气汇聚于胸腹部的特定穴位，为肝经的募穴。期门穴相当于肝的"幕僚"，肝遇到麻烦时，它就会站出来帮忙出谋划策、排忧解难。

穴位	灸法	时长
太冲穴、行间穴、阳陵泉穴、章门穴、期门穴	温和灸、雀啄灸	每穴灸 15~20 分钟

太冲穴

【定位】归属足厥阴肝经。沿第1、2趾间横纹向足背推，有一凹陷处即是。

【灸法】温和灸15~20分钟。

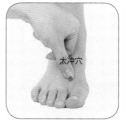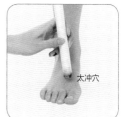

行间穴

【定位】归属足厥阴肝经。坐位，在足背第1、2两趾间，趾蹼缘的后方赤白肉际处。

【灸法】温和灸15~20分钟。

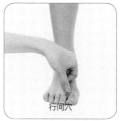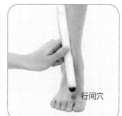

阳陵泉穴

【定位】归属足少阳胆经。膝关节外下方，腓骨小头前下方凹陷处。

【灸法】雀啄灸15~20分钟。

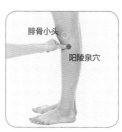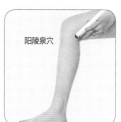

章门穴

【定位】归属足厥阴肝经。屈肘合腋，肘尖所指，按压有酸胀感处。

【灸法】雀啄灸15~20分钟。

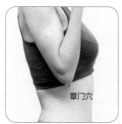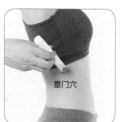

期门穴

【定位】归属足厥阴肝经。正坐或仰卧，自乳头垂直向下推2个肋间隙，按压有酸胀感处。

【灸法】雀啄灸15~20分钟。

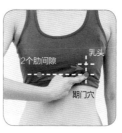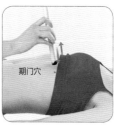

灸养脾胃，不堵不瘀不显老

《灵枢·五阅五使》："口唇者，脾之官也。"脾气健旺，气血充足，则口唇红润光泽；脾失健运，则气血衰少，口唇淡白不泽。脾虚的人可以经常食用大枣。

想要青春不老，调理脾胃是关键

中医认为"阳明主面"，人的整个面部，几乎都为"行血气而营阴阳"的阳明经脉所循行处，所以体内阳明经脉气血的盛衰，直接决定着人面部的气血好坏。另外，人的脾胃是气血生化之源、后天之本，女人一旦后天失调、脾胃虚弱，就会出现气血不足、精神萎靡、百病丛生、过早衰老。因而女人要想青春不老，就要调理好脾胃机能。

脾胃虚弱是衰老的开始

《黄帝内经》中记载："女子……五七阳明脉衰，面始焦，发始堕"，由此可见，女性35岁后，随着阳明经脉的气血衰退，面部开始失去红润秀明之容，皮肤逐渐憔悴苍老，失去光泽。因"脾主土，在色为黄"，所以女人出现衰老的一个明显标志，就是脸色萎黄、头发枯槁。因脾主肌肉，开窍于口，所以女性衰老的另一个显著特点，就是肌肉松弛、缺乏弹性、运动无力，晚上睡觉时常会口水外流，或小便淋漓失禁。

此外，《金匮要略》中曰："四季脾旺不受邪"，这里的"脾旺不受邪"即现代医学所说的机体免疫功能。所以女性衰老者，大多脾气虚弱、免疫力低下，易得病、难痊愈。脾具有"升清降浊"的功能，大脑为阳，位于人体最上端，若想保持大脑的高速运转，需要非常充足的血液供养，这时脾就扮演着十分重要的升清降浊的角色，从而将大脑所需的各种营养和代谢物质输送和转运出去。

养气血小妙招

脾胃为气血生化之源，如果脾胃虚弱，就会导致气血不足，出现头晕眼花、乏力失眠、心烦等症状，这个时候就可以找血海穴来帮忙了。血海穴属足太阴脾经，是治疗血证的要穴，具有活血化瘀、补血养血、引血归经之功效，经常按摩刺激血海穴可以补益气血。

穴位	灸法	时长
足三里穴、脾俞穴、胃俞穴、三阴交穴、血海穴	温和灸、艾盒灸	每穴灸 15~20 分钟

足三里穴

【定位】归属足阳明胃经。位于外膝眼下3寸（4横指），胫骨外侧约1横指处。

【灸法】温和灸15~20分钟。

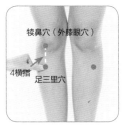
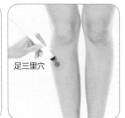

脾俞穴

【定位】归属足太阳膀胱经。肚脐水平线与脊柱相交椎体处，往上推3个椎体，后正中线旁开2横指处。

【灸法】温和灸或艾盒灸15~20分钟。

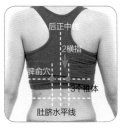
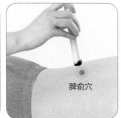

胃俞穴

【定位】归属足太阳膀胱经。肚脐水平线与脊柱相交椎体处，往上推2个椎体，下缘旁开2横指处。

【灸法】温和灸或艾盒灸15~20分钟。

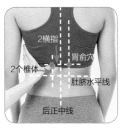
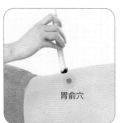

三阴交穴

【定位】此穴为足太阴脾经、足少阴肾经、足厥阴肝经交会之处。正坐或仰卧，胫骨内侧后缘，内踝尖直上4横指处。

【灸法】温和灸15~20分钟。

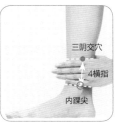
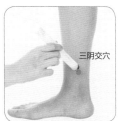

血海穴

【定位】归属足太阴脾经。屈膝90度，手掌伏于膝盖上，拇指与其他四指呈45度，拇指尖处。

【灸法】温和灸15~20分钟。

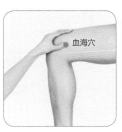
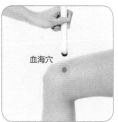

气短无力声音弱，施灸太渊补肺气

《素问·六节藏象论》：*"肺者，气之本。"* 浑身没劲，畏寒怕冷，空调稍微开低点儿就咳嗽不止……在中医学里，这些是典型的肺气亏虚的症状。黄芪入肺经，经常用它配伍其他食材进行熬汤或者单味黄芪泡水代茶饮，可以补肺气。

在人体脏腑学说中，肺主一身之气、为气之本，具有宣发、肃降等调节作用。例如肺的呼吸功能，就是气机"升降出入"运动的重要表现形式之一。中医所说的气，主要就是由父母的精血所供，藏在肾中的先天之气（元气），以及由脾胃所化生的水谷精气（谷气），通过肺吸入的自然界中的清气（天气），三者相互组合而成。后两者中医称为"宗气"，它积于胸中、上出喉咙，司呼吸、通心脉，以助推血液运行。因而气既是营养人体的三大基本物质之一，又是激发人体各种机能的原始动力。

如果人的清气吸入、浊气排出，气就充沛旺盛；如果人的清气吸入少、浊气排出难，气就虚亏不足。若肺气不足、呼吸肃降功能减弱，临床上就常会见到胸闷、咳喘无力，气少不足以息，声音低怯，体倦乏力等异常；若肺气虚弱、卫表不固，还会出现自汗、畏风、易于感冒等症状；更有严重者，气的呼吸升降功能一旦发生障碍，清气不能吸入、浊气不能呼出，导致宗气不能生成，人的生命也就停止了。

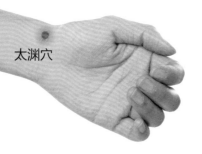

太渊穴

◀ 太渊穴作为手太阴肺经的原穴，肺经的起始点，取太渊穴施灸宜补肺气。

穴位	灸法	时长
太渊穴、列缺穴、足三里穴、膻中穴、肺俞穴	温和灸、艾盒灸	每穴灸15~20分钟

太渊穴

【定位】归属手太阴肺经。位于腕前区，掌心向上，腕横纹外侧摸到桡动脉，其外侧即是。

【灸法】温和灸15~20分钟。

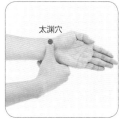
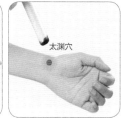

列缺穴

【定位】归属手太阴肺经。两手虎口相交，一手食指压另一手桡骨茎突上，食指指尖到达处。

【灸法】温和灸15~20分钟。

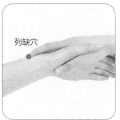
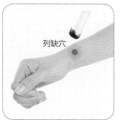

足三里穴

【定位】归属足阳明胃经。位于外膝眼下3寸（4横指），胫骨外侧约1横指处。

【灸法】温和灸15~20分钟。

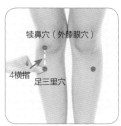
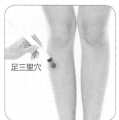

膻中穴

【定位】归属任脉。位于胸部前正中线上，两乳头之间的中点，人体任脉上的主要穴位之一。

【灸法】温和灸15~20分钟。

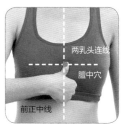
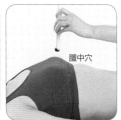

肺俞穴

【定位】归属足太阳膀胱经。低头屈颈，颈背交界处椎骨高突向下推3个椎体，后正中线旁开2横指处。

【灸法】温和灸或艾盒灸15~20分钟。

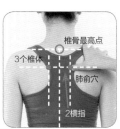
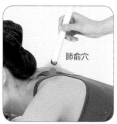

调养任督二脉，不做"早更女"

《傅青主女科》："经水出诸肾……肾气本虚，何能盈满而化经水外泄？"中医古籍中无"卵巢早衰"的病名记载，但与"月水先闭""经水早断"等症相吻合。肾虚是卵巢早衰的病理根源。临床上多用女贞子、熟地黄、续断、菟丝子、杜仲等补肾。

正常情况下，女性在 50 岁左右进入更年期

人们所说的"早更女"，其实是女性更年期提前出现的民间说法。正常情况下，女性一般是35岁后，卵巢功能开始趋于下降，月经量逐渐减少，生育能力减退。到了50岁左右，卵巢停止产生卵子，女性便开始进入绝经期，也就是人们常说的更年期。倘若在40岁之前就出现月经稀少、持续性闭经、性器官萎缩，现代医学称其为"卵巢早衰"（POF），常表现为不同程度的潮热多汗、皮肤松弛、严重脱发、阴道干涩、性欲下降、心情烦躁不安等，而这些症状应该在绝经期前后才会出现。

任督二脉虚衰导致卵巢早衰

中医认为，导致"卵巢早衰"的主要原因还是任督二脉虚衰。督脉主一身之阳，与手足三阳经及阳维脉相交会；任脉主一身之阴，与手足各阴经相交会。二脉在口唇、会阴相交汇合，与肾气、脑髓、子宫相连，总管着整个身体的阴阳之气，是人体生长、发育和生殖的根本，因而女性的"经、带、胎、产"与任督二脉有着非常紧密的关联。当女性发育到一定时期，肾气充盈、阴阳相合、天癸成熟、冲任通盛，才会有月经和孕育的可能；若是肾气衰减、精血不足、任督受损，就会出现月经不调、闭经停经。所以预防和治疗女性的"卵巢早衰"，当调任督、补肾精、滋阴血、壮阳气。

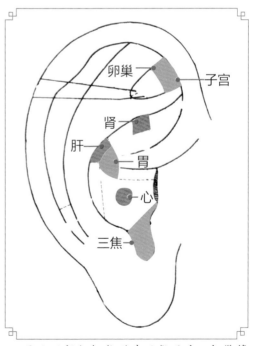

▲ 用王不留行籽或磁珠贴敷子宫、卵巢等耳穴区，左右耳交替使用，每周2或3次，可预防卵巢早衰。

穴位	灸法	时长
命门穴、腰阳关穴、长强穴、关元穴、气海穴	温和灸、艾盒灸	每穴灸 15~20 分钟

命门穴

【定位】归属督脉。肚脐水平线与后正中线交点，按压有凹陷处。

【灸法】温和灸15~20分钟。

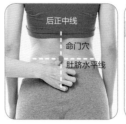
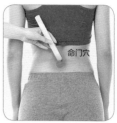

腰阳关穴

【定位】归属督脉。两侧髂前上棘连线与脊柱交点处，可触及一凹陷处。

【灸法】温和灸或艾盒灸15~20分钟。

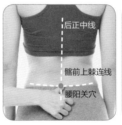
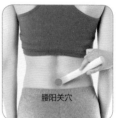

长强穴

【定位】归属督脉。位于尾骨尖端下，尾骨尖端与肛门连线的中点处。

【灸法】温和灸15~20分钟。

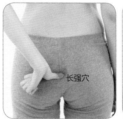
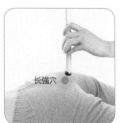

关元穴

【定位】归属任脉。在下腹部，前正中线上，肚脐中央向下4横指处。

【灸法】温和灸或艾盒灸15~20分钟。

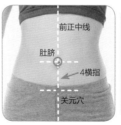
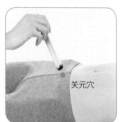

气海穴

【定位】归属任脉。在下腹部，前正中线上，肚脐中央向下约2横指处。

【灸法】温和灸或艾盒灸15~20分钟。

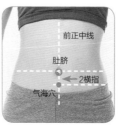
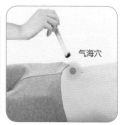

滋阴补肾，平稳度过更年期

《黄帝内经》："七七，任脉虚，太冲脉衰少，天癸竭，地道不通，故形坏而无子也。"肾虚导致阴阳失调是更年期综合征的发病基础，适宜多吃一些补肾的中药和食物，如核桃、枸杞子、山药、虫草、灵芝、猪肾等。

不少女性过了45岁以后，因体内卵巢功能退化、性激素分泌量减少，经常会出现一些不同程度的心理和生理不适，如皮肤潮红、失眠出汗、阵发性烘热、胸闷心悸、头晕胸闷、腰酸背痛、情绪烦躁、焦虑抑郁、血压波动、骨质疏松等异常。

而且，此时由于体内性激素水平的急剧下降，会导致外阴与内生殖器萎缩、分泌物减少、阴道尿道黏膜干燥，很容易并发尿路感染、老年性阴道炎等疾病。现代医学多将其称之为"围绝经期综合征"。

中医认为，女性围绝经期前后所出现的这些异常，主要是因为肾气衰退、天癸将竭，导致精血不足、冲任空虚。中医理论中肾主精，为阴阳之根，且肾水生肝木、精血同源，冲任为阴血之海，相通于肾经，因而女性若要平稳度过更年期这道坎，关

键是要滋阴补肾以退虚燥，养血柔肝以缓气机，调益冲任以维平衡。

养气血小妙招

身体里有足够量的雌激素存在时，钙及磷才能在骨质中沉积，维持正常骨质。绝经期后，由于雌激素分泌量降低，很容易发生骨质疏松。防治骨质疏松，首要的是补钙，包括饮用奶及其制品，常吃大豆、绿叶菜，适量的补充维生素D（每天晒20分钟太阳），18~50岁每日补钙量为800毫克，50岁以上为1000毫克。

▼ 回旋灸关元穴（见37页）10~15分钟，可温气行血、滋阴补肾。

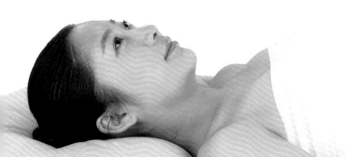

关元穴

穴位	灸法	时长
三阴交穴、太冲穴、少海穴、涌泉穴、太溪穴	温和灸、回旋灸	每穴灸15~20分钟

三阴交穴

【定位】此穴为足太阴脾经、足少阴肾经、足厥阴肝经交会之处。正坐或仰卧，胫骨内侧后缘，内踝尖直上4横指处。

【灸法】温和灸或回旋灸15~20分钟。

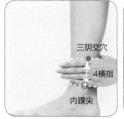
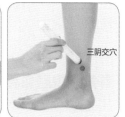

太冲穴

【定位】归属足厥阴肝经。沿第1、2趾间横纹向足背推，有一凹陷处即是。

【灸法】温和灸或回旋灸15~20分钟。

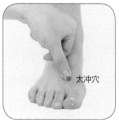
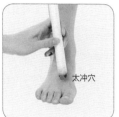

少海穴

【定位】归属手少阴心经。屈肘，位于肘横纹内侧端与肱骨内上髁连线的中点处。

【灸法】温和灸或回旋灸15~20分钟。

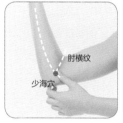
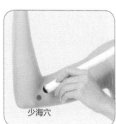

涌泉穴

【定位】归属足少阴肾经。卷足，足底前1/3处可见有一凹陷处，按压有酸痛感处。

【灸法】温和灸或回旋灸15~20分钟。

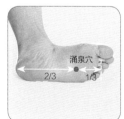
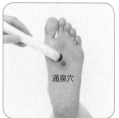

太溪穴

【定位】归属足少阴肾经。坐位垂足，由足内踝向后推至与跟腱之间凹陷处即是。

【灸法】温和灸或回旋灸15~20分钟。

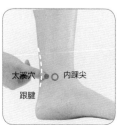
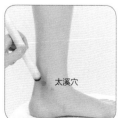

有怒火，赶紧试试"消气穴"

《灵枢·经脉》："肝足厥阴之脉，上出额，与督脉会于巅。"肝脑相通，且肝为"一身气化发生之始""握升降之枢"。因此，古今论述皆认为：太冲穴具平肝潜阳、行气解郁之功，是治疗高血压的要穴。

肝柔则气顺血和，肝郁则气逆血乱

愤怒是人遇到恶劣的精神刺激后，经常会出现的一种心理现象。"气有余便是火"，意即阳气偏盛能导致各种"火证"。阳气的偏盛可由阴液不足而致阳气偏亢、虚火上炎，如肾阴不足导致心火偏旺；也可由某一脏腑的功能失调，致使阳气郁结化火，如肝火、胆火、胃火等。

中医认为，人之所以会烦躁暴怒、情绪失常，主要原因就是肝气郁积不畅。《黄帝内经》中明确指出"怒则气上"，就是说当人愤怒时，体内的气血就会上逆横行于头面部。在临床上若愤怒过度，很容易造成血管破裂，出现吐血，甚至休克、晕厥、脑卒中、心肌梗死等症状。

情绪激动时，先让肝气自然发泄

五脏中肝主疏泄、调达气机，在志为怒、因怒而伤，所以肝喜条达舒畅。人的情绪在受到不良刺激，或被长久压抑时，怒火常会情不自禁地喷泄而出。尤其是性情急躁的人，肝火大都比较旺盛，故中医称"肝主怒"。所以人在情绪激动发怒时，应先让肝气自然发泄一下。

因为中医认为"气有余便是火"，当体内肝气旺盛、郁积不通时，这种恼怒和怨恨是很难克制的，此时只有将这股郁积之气倾泄出来，心情才会好受。不然它就会气滞血瘀、生火化热，造成肝阳上亢、肝火炽盛，灼伤肾阴。中医之所以一直强调肝宜柔养、宜疏泄，其原因就在于此。

养气血小妙招

太冲穴，乃肝经的"输"穴、"原"穴，有"消气穴""出气筒"之称；行间穴，也是肝经上的重要穴位，它可滋水涵木、补肾养肝；脏腑中肝胆互为表里，肝主藏，胆主泻，因而作为胆经的"合"穴，阳陵泉穴也具有逆气而泻、舒经通络的作用。平时生气、情绪失控的时候，及时按压太冲穴、行间穴、阳陵泉穴各3~5分钟，可以很好地舒缓心情。

穴位	灸法	时长
内关穴、阳陵泉穴、行间穴、太冲穴、肩井穴	温和灸、回旋灸	每穴灸15~20分钟

内关穴

【定位】为手厥阴心包经的络穴。微屈腕握拳，从腕横纹向上量3横指，两条索状筋之间即是。

【灸法】温和灸或回旋灸15~20分钟。

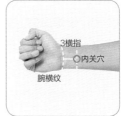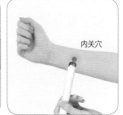

阳陵泉穴

【定位】归属足少阳胆经。膝关节外下方，腓骨小头前下方凹陷处。

【灸法】温和灸或回旋灸15~20分钟。

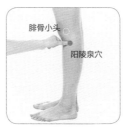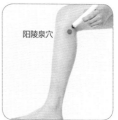

行间穴

【定位】归属足厥阴肝经，在足背侧，当第1、2趾间，趾蹼缘的后方赤白肉际处。

【灸法】温和灸或回旋灸15~20分钟。

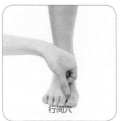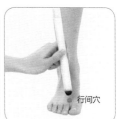

太冲穴

【定位】归属足厥阴肝经。沿第1、2趾间横纹向足背推，有一凹陷处即是。

【灸法】温和灸或回旋灸15~20分钟。

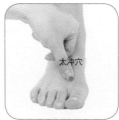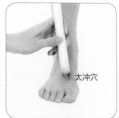

肩井穴

【定位】归属足厥阴肝经。位于大椎与锁骨肩峰端连线的中点上。

【灸法】温和灸或回旋灸15~20分钟。

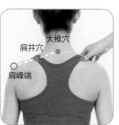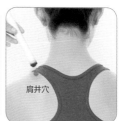

灸大椎、补阳气，调节人体精气神

《针灸甲乙经》："（大椎）在第一椎上陷者中，三阳督脉之会。"大椎穴为手足三阳经与督脉的交会穴，是人体所有阳经中气血最为汇集的地方，被称之为"阳中之阳"，施灸此穴具有贯阴通阳，强身健体，改善情绪，缓解抑郁，提高心肺以及全身的免疫系统、神经系统、内分泌系统等功能的效果。

神明就是阴阳的象征

我们中华民族几千年来，最为看重的就是人的"精、气、神"。古人曰："两精相搏谓之神。"自然界和人体中的"两精"，就代表着阴和阳，阴阳交媾孕育"神"。日为阳、月为阴，日月组合则为"明"，因此神明其实就是阴阳的象征。

如果用现代语言加以阐述，即神明是生命运动的最高表现形式，包括人的精神、思维、意识、情绪、语言、表情等心理活动，以及身体的感觉、运动、定位、判断、反应等神经功能。

因此《黄帝内经》强调，善于养生者，首先要"法于阴阳"，也就是说人养护神明，必须懂得和遵从人与自然的共同规律，以求阴阳之衡，不可逆天而行。

阴阳调和则身康体健

"神明"能控制和协调身体内脏腑、经络、气血、津液及生理和心理的各项活动。心气平和、心血滋润、神明安宁，人的精神、思维、意识、神经活动就清晰正常，身体安泰健康；心气浮躁、血不养心、神明不安，人的精神、思维、意识、神经活动就会失调紊乱，甚至危及生命。

当阳气不足无法助心行血时，人的整个血液循环就会瘀滞不畅，营养和氧气的供应便会严重不足和缺乏；大脑和神经系统的思维功能产生混乱，人的智商、情商、判断反应能力都会明显降低，不是心烦意乱、心惊胆战，就是心神不定、心力交瘁。《黄帝内经》称其"主不明则十二官危矣"。

养气血小妙招

刺激大椎穴（见43页），可以采用点按的方法，拇指指腹按在大椎穴的位置，用力向下深按，保持6秒，然后松开，一压一松为一个循环，点按5~10分钟；也可用按揉的方法来刺激大椎穴，拇指指腹按压在大椎穴的位置，然后保持一定的力度，进行旋转按揉，每次按揉5~10分钟。

穴位	灸法	时长
大椎穴、心俞穴、肺俞穴、膈俞穴、百会穴	温和灸、艾盒灸	每穴灸 15~20 分钟

大椎穴

【定位】归属督脉。正坐，把手放在颈后，低头时位于椎骨最高隆起处的下方。

【灸法】温和灸或艾盒灸15~20分钟。

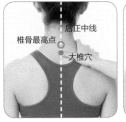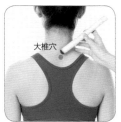

心俞穴

【定位】归属足太阳膀胱经。肩胛骨下角水平连线与脊柱相交椎体处，往上推2个椎体，下缘旁开2横指处。

【灸法】温和灸或艾盒灸15~20分钟。

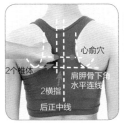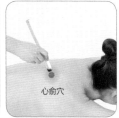

肺俞穴

【定位】归属足太阳膀胱经。低头屈颈，颈背交界处椎骨高突向下推3个椎体，后正中线旁开2横指处。

【灸法】温和灸或艾盒灸15~20分钟。

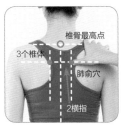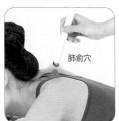

膈俞穴

【定位】归属足太阳膀胱经。肩胛骨下角水平连线与脊柱相交椎体处下缘，后正中线旁开2横指处。

【灸法】温和灸或艾盒灸15~20分钟。

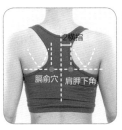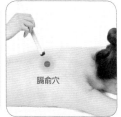

百会穴

【定位】归属督脉。两耳尖与头前正中线相交处，按压有凹陷处。

【灸法】温和灸15~20分钟。

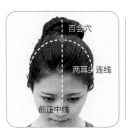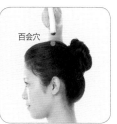

常灸百会通阳气，心情好，不抑郁

《针灸甲乙经》："顶上痛，风头重，目如脱，不可左右顾，百会主之。"百会穴常用来治疗头痛、眩晕、心烦、中风失语。

秋冬季节易产生悲观、抑郁情绪

调查发现，晚秋以后患抑郁症的人数会明显增多，有医学专家认为，造成秋冬季抑郁症高发的原因主要是阳光照射变少，人体生物钟不能适应日照时间缩短的变化，而导致生理节律紊乱和内分泌失调，出现情绪与生理状态的改变。生理和情绪的波动，会给人以巨大的生理和心理压力，并伴有精神涣散、疲乏无力之感。

按照中医理论，人与自然相应，阳主动，阴主静，阳主升，阴主降。当季节转入秋冬以后，阴气转盛、阳气渐弱，此时人往往喜静而厌动、气少升而多降，再加上金气浓重、肃降过度，时常会导致肝木压抑、气失疏泄、郁而不升，人就很容易产生悲观、抑郁的情绪。

忧郁症患者必须先扶阳

正如《黄帝内经》中所说"在脏为肺……在志为忧""悲忧者，气闭塞而不行"。因而忧郁症患者，首先必须扶阳抑阴、弱金强肝。一方面调畅气机、增强肝的疏泄功能，避免心情的过度压抑；另一方面，调节肺主气、主宣发、主肃降等功能的正常运行，注意肺金与肝木之间的平衡与协调。

中医认为，头为诸阳之会，清阳升腾于上，浊阳降落于其下，方能维持人脑部的清旷与灵静。而阳虚则表现为清阳不升、浊阴不降，或肝阳上亢、心火妄动，或气血不足、肝肾阴虚、脑失所养。治疗时，可取阳虚者百会穴施灸，升督脉之阳，以扶阳固本、疏郁理气。

养气血小妙招

神门穴为手少阴心经五输穴之输穴，五行属土，是手少阴心经的原穴。"神"指心神，"门"即门户，心藏神，此穴为心气出入之门户，故名神门。神门穴有镇静、安神、宁心、通络的作用，治恐、悸、呆、痴、健忘、狂痫等。每天早晚用拇指指甲尖垂直掐按神门穴，每次1~3分钟，可调理心烦、失眠，稳定血糖、血压等。

穴位	灸法	时长
百会穴、神门穴、肺俞穴、肝俞穴、胆俞穴	温和灸、艾盒灸	每穴灸15~20分钟

百会穴

【定位】归属督脉。两耳尖与头前正中线相交处，按压有凹陷处。

【灸法】温和灸15~20分钟。

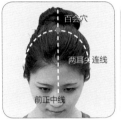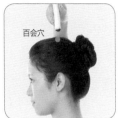

神门穴

【定位】为手少阴心经的原穴。微握掌，另一手四指握手腕，屈拇指，指甲尖所到凹陷处。

【灸法】温和灸15~20分钟。

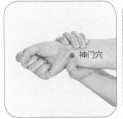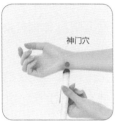

肺俞穴

【定位】归属足太阳膀胱经。低头屈颈，颈背交界处椎骨高突向下推3个椎体，后正中线旁开2横指处。

【灸法】温和灸或艾盒灸15~20分钟。

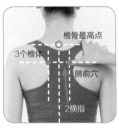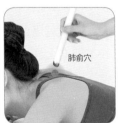

肝俞穴

【定位】归属足太阳膀胱经。肩胛骨下角水平连线与脊柱相交处，往下推2个椎体，后正中线旁开2横指处。

【灸法】温和灸或艾盒灸15~20分钟。

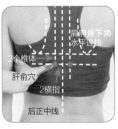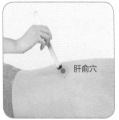

胆俞穴

【定位】归属足太阳膀胱经。肩胛骨下角水平连线与脊柱相交处，往下推3个椎体，后正中线旁开2横指处。

【灸法】温和灸或艾盒灸15~20分钟。

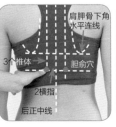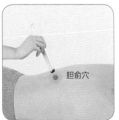

灸除脾胃虚寒，摆脱腹部"游泳圈"

《黄帝内经素问·至真要大论》："*身半以上，天之分也，天气主之；身半以下，地之分也，地气主之。半，所谓天枢也。*"天枢穴内应横结肠屈曲回折之端，其功能长于助膈下器官运行加速，即辅助肠中水谷气化吸收水分，排出干便，增益蠕动之力。

很多女性到了30岁以后，发现自己的腹部越来越大、腰臀比例开始倒置。即便通过各种减肥手段，其他地方都瘦了，但是腹部的形态依然很难改变。

现代医学研究认为，这与中年女性体内黄体酮水平不足有关。中医认为"背为阳，腹为阴"，体内任脉、太阴经、少阴经、厥阴经等阴经汇聚于腹，故腹部阳气弱而阴气盛，极易遭受寒邪的侵袭。

再者，腹为"五脏六腑之宫城，阴阳气血之发源"，人体的后天之本——脾胃位于此，日常饮食之中难免有水湿浸入，常年日久便可困阻脾阳，导致痰浊停滞，引发腹部肥胖。

而且，女性由于经期、生产等原因，对气血的损耗相当大，更令腹部容易虚、寒、湿、胖。阳气越虚，脂肪堆积得就越多。这类肥胖的人看似壮实，实则外强中干，稍微活动一下就会大汗淋漓、气喘吁吁，甚至有时候没有活动也会不自觉地出汗，这就是老百姓常说的虚胖。阳虚严重的甚至还容易怕冷，饮食受凉就腹泻，说明体内阴寒盛，水谷不能很好地消化。

此外，脾虚湿重的女性，早上起床时会感觉疲劳，跟没睡似的，头发晕，打不起精神，浑身疼痛无力，身体发沉，严重的还会出现手脚抽筋的现象，这都是脾胃阴阳失衡的典型表现。

养气血小妙招

温灸腹部能增加腹肌和胃肠、膀胱、子宫等脏器的血液流量，提高腹肌及内脏平滑肌的张力，改善局部组织的淋巴循环和血液循环，有利于食物的消化、吸收和排泄，防治便秘。此外，腹部施灸还能促进皮下脂肪的代谢，可预防和改善腹部肥胖，起到减肥效果。

穴 位	灸 法	时 长
天枢穴、带脉穴、水道穴、章门穴、期门穴	温和灸、艾盒灸	每穴灸 15~20 分钟

天枢穴

【定位】归属足阳明胃经。是手阳明大肠经募穴，位于腹部，肚脐旁开3横指，按压有酸胀感处。

【灸法】温和灸或艾盒灸15~20分钟。

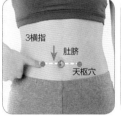
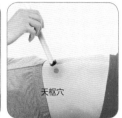

带脉穴

【定位】归属足厥阴肝经。位于侧腹部，当第11肋骨游离端下方垂线与脐水平线的交点上，肝经章门穴下1.8寸处。

【灸法】温和灸15~20分钟。

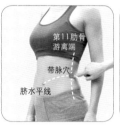
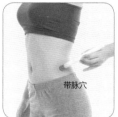

水道穴

【定位】归属足阳明胃经。仰卧，从肚脐沿前前正中线向下量4横指，再水平旁开3横指处即是。

【灸法】温和灸或艾盒灸15~20分钟。

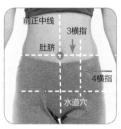
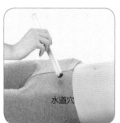

章门穴

【定位】归属足厥阴肝经。屈肘合腋，肘尖所指，按压有酸胀感处。

【灸法】温和灸或艾盒灸15~20分钟。

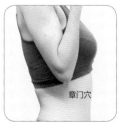
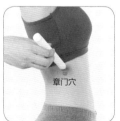

期门穴

【定位】归属足厥阴肝经。正坐或仰卧，自乳头垂直向下推2个肋间隙，按压有酸胀感处。

【灸法】温和灸或艾盒灸15~20分钟。

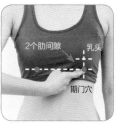
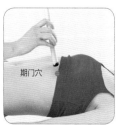

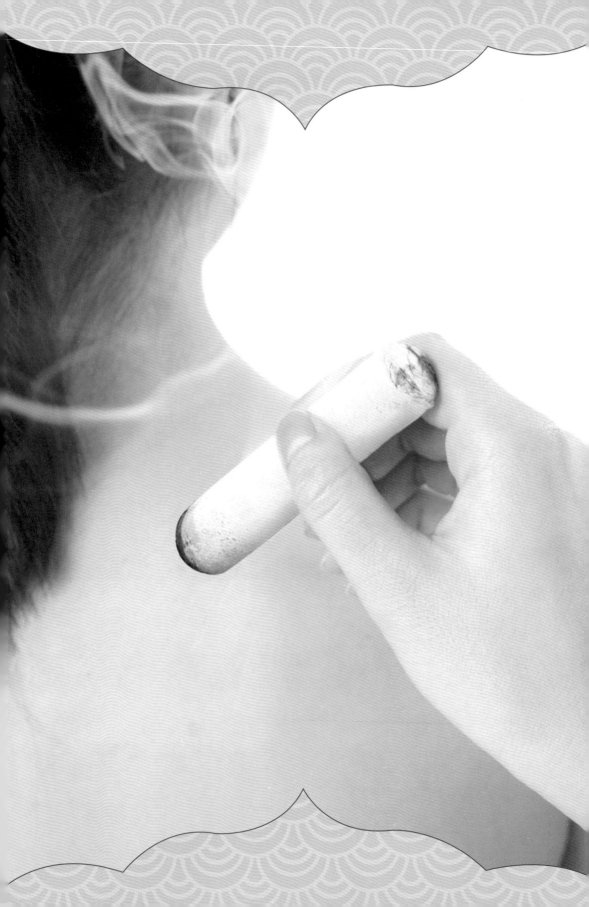

第三章

艾灸养颜，
"面子问题"都搞定

巧用灸疗补气血，让你面若桃花

《黄帝内经》:"*中央黄色，入通于脾。*"黄色入脾，脾虚、消化不好的人适合常吃黄色食物，如小米、黄芪等。

压力、焦虑让女人过早成为"黄脸婆"

部分女性，由于面对社会、事业、家庭、感情等众多压力，经常处在紧张、焦虑、压抑的状态中，她们的循环系统、神经系统和内分泌系统高度疲劳，皮肤的营养和休眠严重不足。随着表皮角质层的变薄和氧化、真皮层胶原纤维的断裂，整个皮肤的储水功能明显下降。面部皮肤暗黄粗糙、缺乏弹性、缺少光泽、干燥缺水、皱纹增加，过早成了"黄脸婆"。

面色萎黄其实是脾气虚弱

中医认为，有内必形于外，所以肌肤状态是反映人体健康状况的一个非常灵敏的"显示器"。一个女人若真的成了"黄脸婆"，这不仅是对容貌的警示，更是对健康状况的提醒。

按照五脏配五色的理论，脾为黄、肾为黑、心为红、肺为白、肝为青，因而当人的皮肤萎黄无华时，常常是在提示体内的脾气已明显出现虚弱的迹象。

气血旺盛才能面若桃花

脾胃是人的气血生化之源、主运化，它可将人体所纳入的各种食物、水分等营养成分，转化成气、血和津液。因"气为血帅"，所以气会率领血和津液，运行到身体的各个部位，提供它们所需的营养与能量。如果脾虚运化无力，导致机体气血不足，就无法给人的皮肤提供充足的养料，皮肤自然就会灰暗、萎黄、干燥、脱屑、衰老。我们在生活中形容一个女人美丽漂亮的时候，常常会说她肤色白里透红、面若桃花，其实这就是她体内气血旺盛反映在脸上的健康讯息。

养气血小妙招

风是导致皮肤疾病的主要原因，古人有云：治风先治血，血行风自灭。很多皮肤瘙痒的根源就是皮肤没有得到气血的滋养，再加上外界干燥的环境侵蚀造成的。每天上午9点到11点，脾经当令，在此时按摩或者艾灸血海穴的效果最好。用大拇指点揉此穴，可以一点五揉，如此进行3分钟即可，力度以舒适为主。

穴位	*灸法*	*时长*
血海穴、三阴交穴、足三里穴、关元穴、隐白穴	温和灸、回旋灸、艾盒灸	每穴灸 15~20 分钟

血海穴

【定位】归属足太阴脾经。屈膝90度，手掌伏
于膝盖上，拇指与其他四指呈45度，
拇指尖处。

【灸法】温和灸或回旋灸15~20分钟。

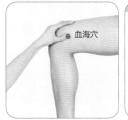
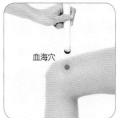

三阴交穴

【定位】此穴为足太阴脾经、足少阴肾经、足
厥阴肝经交会之处。正坐或仰卧，胫
骨内侧后缘，内踝尖直上4横指处。

【灸法】温和灸或回旋灸15~20分钟。

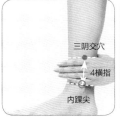
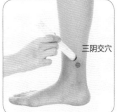

足三里穴

【定位】归属足阳明胃经。位于外膝眼下3寸
（4横指），胫骨外侧约1横指处。

【灸法】温和灸或艾盒灸15~20分钟。

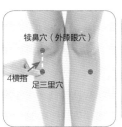
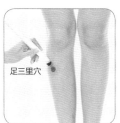

关元穴

【定位】归属任脉。在下腹部，前正中线上，
肚脐中央向下4横指处。

【灸法】温和灸或艾盒灸15~20分钟。

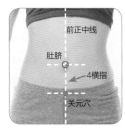
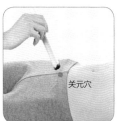

隐白穴

【定位】归属足太阴脾经。足大趾趾甲内侧缘
与下缘各作一垂线，交点处即是。

【灸法】温和灸或回旋灸15~20分钟。

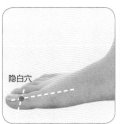
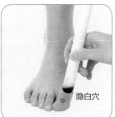

借助灸阳除瘀淡色斑

《外科证治全书》："面色如尘垢，日久煤黑，形枯不泽，或起大小黑斑，与面肤相平，由忧思抑郁、血弱不华。"中医认为，黄褐斑可由肾虚、气滞血瘀、心脾两虚引起，艾灸、刮痧治疗重在补肾、活血、补益心脾。

中华民族自古以来就以白为美，常言"一白遮三丑"。那些历史上的绝代佳人，人们也常形容她们是"肤如凝脂肌似雪"，所以肤色白皙成了中国女性特别关心的话题之一。

色斑是内在疾病的外在表现

医学专家认为，皮肤出现色斑，不仅影响女性的容貌，还是一种体内色素代谢障碍性疾病。科学研究发现，除了因长时期接受紫外线照射外，像妊娠、贫血、营养不良、肝病、肺结核、肿瘤、慢性酒精中毒以及口服避孕药等药物，这些都有可能增加皮肤黑色素细胞的活性，引发色斑。特别要注意的是，不少女性长色斑往往是体内诸多疾病的外在表现，如慢性盆腔炎、内分泌紊乱、卵巢囊肿、子宫肌瘤、乳腺增生、月经不调等，此时女性朋友千万不能只关心皮肤的外观改善，而忽视了内源性疾病的检查与治疗。

肝郁肾虚的人容易长斑

中医认为，情志抑郁，肝失疏泄，久而化热，灼伤阴血，可令人的颜面部位气滞血瘀、络脉阻塞；或因过食厚味、脾失健运，导致气血虚亏、无法上荣于面；或是湿积化热、停滞于肝胆，造成皮肤脉络阻塞不通；或是肾水不足、阴液不能上荣，虚火上熏于脸面；或是肾阳不足、难以温养经脉，面部皮肤为寒凝血滞所累。这些因素都会引起皮肤色素沉着。

现代职场女性长黄褐斑多属肝郁气滞型，这类人极度焦虑，往往伴有乳房结节、甲状腺结节、子宫肌瘤等。

专家提醒：灸除色斑，找到病因是关键

温灸除斑，首先须辨证取穴：若病在肝胆，可取肝经的章门穴、期门穴、太冲穴（见25页），胆经的风市穴（见23页）、阳陵泉穴、绝骨穴（见145页）等；若病在脾胃，可取脾经的血海穴（见51页）、阴陵泉穴、三阴交穴（见51页），胃经的天枢穴（见47页）、足三里穴、巨虚穴（见162页）等；若病在肾和膀胱，可取肾经的涌泉穴（见23页）、太溪穴（见39页）、照海穴（见75页），膀胱经的肾俞穴（见59页）、申脉穴（见149页）、昆仑穴（见83页）等，分别施以补肝益肾、健脾和胃、疏经通络、行气活血等法，以除色斑之因。

穴位	灸法	时长
章门穴、期门穴、阳陵泉穴、足三里穴、阴陵泉穴	温和灸、艾盒灸	每穴灸15~20分钟

章门穴

【定位】归属足厥阴肝经。屈肘合腋，肘尖所指，按压有酸胀感处。

【灸法】温和灸15~20分钟。

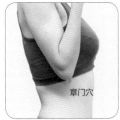 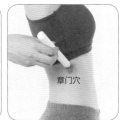

期门穴

【定位】归属足厥阴肝经。正坐或仰卧，自乳头垂直向下推2个肋间隙，按压有酸胀感处。

【灸法】温和灸15~20分钟。

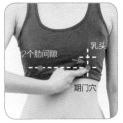 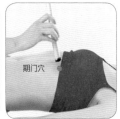

阳陵泉穴

【定位】归属足少阳胆经。膝关节外下方，腓骨小头前下方凹陷处。

【灸法】温和灸或艾盒灸15~20分钟。

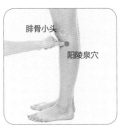 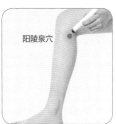

足三里穴

【定位】归属足阳明胃经。位于外膝眼下3寸（4横指），胫骨外侧约1横指处。

【灸法】温和灸或艾盒灸15~20分钟。

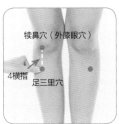 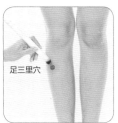

阴陵泉穴

【定位】归属足太阴脾经。拇指沿小腿内侧骨内缘向上推，抵膝关节下，胫骨向内上弯曲凹陷处即是。

【灸法】温和灸或艾盒灸15~20分钟。

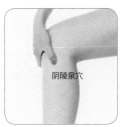 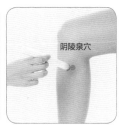

痘痘虽是皮肤病，"斩草除根"还要调内

《医宗金鉴·肺风粉刺》："*此证由肺经血热而成，每发于面鼻，起碎疙瘩，形如黍屑，色赤肿痛，破出白粉刺，日久皆成白屑，形如黍米白屑。*"肺经蕴热型痤疮可取肺经穴位施灸。

长痘痘是激素在捣乱

现代医学认为，导致痤疮的主要原因是体内雄激素水平过高，皮肤油脂大量分泌，再加上毛囊和皮脂腺受到感染。尤其是人体步入青春期后，因受到体内性激素的刺激，皮脂腺分泌开始旺盛，所以青春期阶段皮肤特别容易发生痤疮，故称"青春痘"。很多女性在月经来临前，也时不时会冒出几颗痤疮来，这是因为经前期女性体内孕激素的水平比较高，造成皮脂分泌量增加。痤疮看似发生在皮肤，但其真正的病因是体内激素水平的紊乱和皮肤的感染。

痤疮的部位代表不同的病症

中医认为，女性在青春期前后发生的痤疮，大多为肺胃湿热所致，以实证为多；中年期女性的痤疮，主要是由冲任功能失调引起，以虚证或虚实夹杂证为多；还有不少女性的痤疮与她们的情志异常有关。痤疮发生的位置不同，病各有侧重。

 脸面中额在上，五行为天是火，五脏中心属火，因而若是思虑过度、劳心伤神，导致体内心火旺盛，此时痤疮通常集中于额头部位。

 鼻位于脸面的中央，五行为土，五脏中脾胃属土；如果长期饮酒或嗜食辛辣、油腻之物，脾胃蕴热生湿，这时鼻子部位就会冒出痤疮。

 颊位于脸面的两侧，五行为金和木，五脏中肺、肝分属金和木。如果平时精神压力过大，又不注意调节和释放，造成肺气不宣、肝气郁结，两颊部位就比较容易发生痤疮。

 脸面中颌在下，五行为水，五脏中肾属水，所以下颌部位经常出现痤疮，尤其是每次月经来临前几天，这种情况多与肾的相关功能失调有着十分密切的关系。

 有些女性的痤疮，以胸前、后背正中线部位居多，这里正好是任督二脉的循行线路，所以中医认为，痤疮发生的主要原因多为阴阳（内分泌激素水平）不调所致。

穴 位	*灸 法*	*时 长*
大椎穴、曲池穴、合谷穴、血海穴、三阴交穴	温和灸、回旋灸	每穴灸 15~20 分钟

大椎穴

【定位】归属督脉。正坐，把手放在颈后，低头时位于椎骨最高隆起处的下方。

【灸法】温和灸或回旋灸15~20分钟。

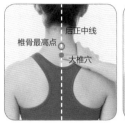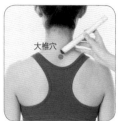

曲池穴

【定位】归属手阳明大肠经。一手轻抬手臂，肱骨外上髁与肘横纹终点连线的中点处即是。

【灸法】温和灸或回旋灸15~20分钟。

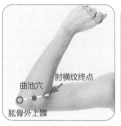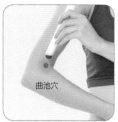

合谷穴

【定位】归属手阳明大肠经。一手轻握拳，另一手握拳外，拇指指腹垂直下压处。

【灸法】温和灸或回旋灸15~20分钟。

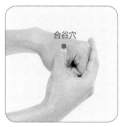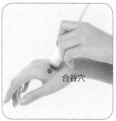

血海穴

【定位】归属足太阴脾经。屈膝90度，手掌伏于膝盖上，拇指与其他四指呈45度，拇指尖处。

【灸法】温和灸或回旋灸15~20分钟。

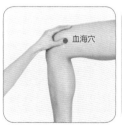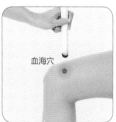

三阴交穴

【定位】此穴为足太阴脾经、足少阴肾经、足厥阴肝经交会之处。正坐或仰卧，胫骨内侧后缘，内踝尖直上4横指处。

【灸法】温和灸或回旋灸15~20分钟。

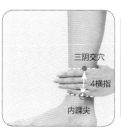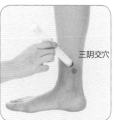

皮肤干燥是缺水，滋阴补血来生津

《素问·阴阳应象大论》："燥胜则干。"燥邪易伤肺，导致肺阴不足，肺津亏损。在秋季尤其要注意养肺护肺，早晨起床喝点蜂蜜水既可以补充体内水分，还可以预防因秋冬干燥引起的咳嗽、便秘等症状。

皮肤含水量高才能有弹性

据检测，人体皮肤中水的含量要占到其自身重量的60%~70%，因此皮肤有着"人体水库"之美誉。正因为皮肤中有这么多水分，才能让肌肤紧致而富有弹性。当皮肤缺水时，便会变得干燥、粗糙、角化，出现脱屑、皱纹，缺少柔软性和伸展性。

水被中医称为"津液"，它主要由饮食水谷经过肺、脾、肾、胃、肠、三焦等脏腑运化而成。津液和血都是来源于饮食的精气，并能相互滋生，相互作用。所以，人若水液摄入不足，津液生化功能失调，或外感燥热之邪，灼伤津液，或失血过多，大汗淋漓，下利不止造成津液流失，都会引起皮肤乃至人体的干燥缺水。

补充水分最好的办法就是滋补阴血

津液属人之阴液，且"津血同源"，因而中医认为，补充皮肤水分最好的办法就是滋补阴血。脏腑中肺主皮毛，为水之上源，脾运化水谷、化生津液，肾主水、司气化。因而缓解皮肤缺水，可从以上各脏经穴入手：取手太阴肺经"络穴"、通于任脉的列缺穴（见35页），手太阴肺经"合穴"、肺之"原穴"的太渊穴（见35页），手阳明大肠经"合穴"的曲池穴，再配以足少阴肾经"原穴"的太溪穴（见39页），足少阴肾经"井穴"的涌泉穴，人体阴血汇集之地、足太阴脾经的血海穴，肝、脾、肾三经交会的三阴交穴等施灸，可起到滋阴补血、生津化液、补充皮肤水分的作用。

养气血小妙招

《黄帝内经》指出咽下唾液可以祛病养身。古今养生学家建议，可有意识地通过叩齿，或舌尖顶上腭，或舌搅口腔（搅海）等方法促进唾液腺分泌唾液，分数次徐徐咽下，有祛病延年之功效。

中医认为，秋季主燥，燥易伤津。所以秋季会有口舌干燥、眼干、鼻干、皮肤干等一系列的干燥不适的表现。此时，可以利用搅舌生津的办法来促进津液的分泌，缓解干燥症状。

穴位	灸法	时长
曲池穴、血海穴、三阴交穴、太溪穴、涌泉穴	温和灸、回旋灸	每穴灸 15~20 分钟

曲池穴

【定位】归属手阳明大肠经。轻抬手臂，肱骨外上髁与肘横纹终点连线的中点处即是。

【灸法】温和灸或回旋灸15~20分钟。

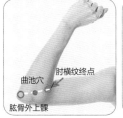
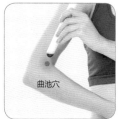

血海穴

【定位】归属足太阴脾经。屈膝90度，手掌伏于膝盖上，拇指与其他四指呈45度，拇指尖处。

【灸法】温和灸或回旋灸15~20分钟。

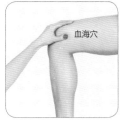
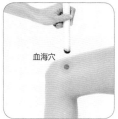

三阴交穴

【定位】此穴为足太阴脾经、足少阴肾经、足厥阴肝经交会之处。正坐或仰卧，胫骨内侧后缘，内踝尖直上4横指处。

【灸法】温和灸或回旋灸15~20分钟。

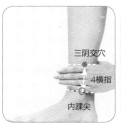
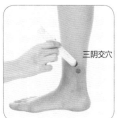

太溪穴

【定位】归属足少阴肾经。坐位垂足，由足内踝向后推至与跟腱之间凹陷处即是。

【灸法】温和灸或回旋灸15~20分钟。

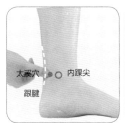
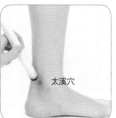

涌泉穴

【定位】归属足少阴肾经。卷足，足底前1/3处可见有一凹陷处，按压有酸痛感处。

【灸法】温和灸或回旋灸15~20分钟。

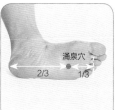
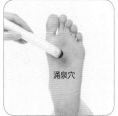

温灸神阙穴，除皱冻龄逆生长

《大宝论》："生由脐带……由此而受；由此而裁……生命之盛衰安危，皆系于此。"尤其是当人遭遇衰老性、虚损性疾病，如急性虚脱时，以脐中灸之，可补气益血、回阳固脱，救人于险境；当人慢性衰老时，以脐中灸之，亦可强壮先天、培补后天，延人于寿命。

鱼尾纹的出现是皮肤衰老的开始

根据医学研究显示，随着年龄的增大，机体激素水平降低，皮肤营养代谢功能退化，皮下水分和油脂逐渐减少，人的皮肤组织就会出现纤维松弛、半透明状态消退，从而变得干燥粗糙，失去弹性，趋于萎缩。

此时，原本潜伏的皱纹就会转变为显性皱纹，其中最为明显的是外眼角的鱼尾纹、额部的抬头纹、两眉之间的川字纹、嘴角旁的八字纹等。

因此，皮肤皱纹可以说是人体老化的一个重要体表特征，而祛除皱纹则是抵抗衰老过程的一个重要组成部分。在那个没有拉皮手术、肉毒杆菌注射等美容整形的时代，我们的祖先常以灸神阙穴来抵抗衰老，祛除皱纹。

神阙穴——男女抗衰奇穴

神阙穴，虽属任脉之穴，却与督脉、冲脉、带脉各脉相通，与人的生长生殖，妇女的经、带、胎、产关系均十分密切。在临床上若常灸神阙穴，不仅能养颜美容、抗衰除皱，令人青春不老，亦可治疗男性阳痿、遗精、滑精、早泄，女性月经不调、痛经、崩漏、带下、不孕等症状。

因神阙穴宜灸不宜针，所以灸时只需将艾条或艾炷或温灸器，放置在或对准脐孔处；以脐腹部发热舒适为好。

灸神阙穴可以用艾条、艾炷直接灸，也可用姜、盐、药饼等隔物灸；或者直接将肉桂、丁香、茴香、降香等中药研细，放置在脐孔处；或将从中药中提炼而出的植物精油滴入神阙穴内，然后以纱布或纸张密闭遮盖，随后再灸。

养气血小妙招

因五味中咸味入肾，所以中医常常用隔盐灸来灸神阙穴，以增强补肾的力度。施灸时，可让被灸者仰卧屈膝，以纯白干燥的食盐填平脐孔，再放上药物和艾炷施灸。如被灸者脐部凸出，则可先用少许面粉和水做成面条围成一个圆圈，将神阙穴围成井口，然后将盐填于圈中，再按上述方法施灸。若是依照古法，此灸最好是选择在立春、春分、立夏、夏至、立秋、秋分、立冬、冬至，这八个节气的某一时间进行，这样能合四时之正气，效果更好。

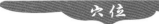

穴位	灸法	时长
神阙穴、命门穴、气海穴、膻中穴、肾俞穴	艾炷灸、温和灸、艾盒灸	每穴灸15~20分钟

神阙穴

【定位】归属任脉。位于腹部肚脐孔中央处。

【灸法】艾炷灸或艾盒灸15~20分钟。

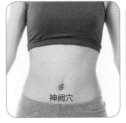
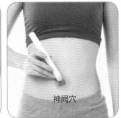

命门穴

【定位】归属督脉。肚脐水平线与后正中线交
点，按压有凹陷处。

【灸法】温和灸或艾盒灸15~20分钟。

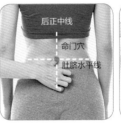
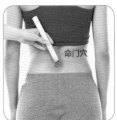

气海穴

【定位】归属任脉。在下腹部，前正中线上，
肚脐中央向下约2横指处。

【灸法】温和灸或艾盒灸15~20分钟。

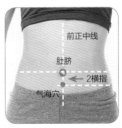
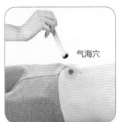

膻中穴

【定位】位于胸部前正中线上，两乳头之间的
中点，人体任脉上的主要穴位之一。

【灸法】温和灸或艾盒灸15~20分钟。

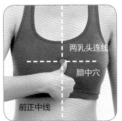
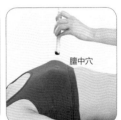

肾俞穴

【定位】归属足太阳膀胱经。肚脐水平线与
脊柱相交椎体处，后正中线旁开2横
指处。

【灸法】温和灸或艾盒灸15~20分钟。

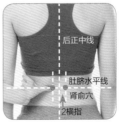
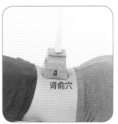

曲池配血海，抗敏好搭档

《素问·风论》："*风者，善行而数变。*"过敏是风邪致病的典型表现。辛夷花12克，鸡蛋2个，加水煮，蛋熟后去掉外壳，再煮片刻，吃蛋饮汤。此法可祛风通窍、止痒、止痛，改善过敏体质。

调整免疫力是对抗过敏的关键

许多女性的机体比较敏感，尤其是在一些特殊时期，如排卵期、月经期，或居住环境改变、气候季节变化的转换期。稍不注意就会因体内外抗原、抗体的相互反应，导致皮肤、鼻子或消化道黏膜毛细血管的扩张、水肿，出现鼻塞、打喷嚏、流鼻涕，皮肤红斑、丘疹、刺痒，腹痛、腹泻等不适。

医学专家认为，这是一种由各种过敏原所引发的机体免疫反应。这种过敏原可以是食品、药品、化妆品，或自然环境中的紫外线、花粉、气味等物质。

人生活在大自然中，对诸多过敏原的接触可以说是十分频繁，防不胜防。此时，中医常会借助经络和穴位的温灸治疗，来调整人体自身的免疫功能，预防和缓解机体的过敏反应。

过敏反应多与风邪有关

中医认为，风邪侵袭人体，鼻子、皮肤、消化道黏膜往往会首当其冲。这时可取足太阳经的风门穴，足少阳经的风池穴（见29页）、风市穴等，疏风解表、抗敏止痒。因肺在体合皮，其华在毛，还可取足太阳经上的肺俞穴。脏腑中肺与大肠互为表里，曲池穴为手阳明经的"合"穴，合穴是五输穴之一。意为脉气自四肢末端至此，最为盛大，犹如水流合入大海。合穴主要用于六腑病症，多分布在肘、膝关节附近。因能逆气而泻，故灸曲池穴可将过敏反应中产生的各种病理产物向外排泄，从而减轻过敏反应的症状。专家提醒：皮肤过敏的人忌吃易与体内免疫系统发生作用的食物，否则会使过敏加重。生活中应注意避免接触过敏原，慎食鱼、虾、蟹等海产类食物。

养气血小妙招

中医常说"治风先治血，血行风自灭"，因为风为阳邪，其之所以能横行，除了外感因素外，就是阴血不足、肌肤失养所致。所以只要体内阴血充盈，风邪便难以肆虐，故过敏时可取血海穴、三阴交穴（见27页）等刮痧，以滋阴养血、润肤抗敏。虽然此时补的是阴，养的是血，治的却是机体过敏，调的是人的免疫功能。

穴位	灸法	时长
风门穴、风市穴、肺俞穴、曲池穴、血海穴	温和灸、艾盒灸	每穴灸15~20分钟

风门穴

【定位】归属足太阳膀胱经。低头屈颈，颈背交界处椎骨最高点向下推2个椎体，其下缘旁开2横指处即是。

【灸法】温和灸或艾盒灸15~20分钟。

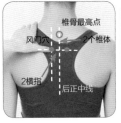 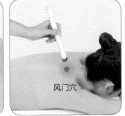

风市穴

【定位】归属足厥阴肝经。直立垂手，手掌并拢伸直，中指指尖处。

【灸法】温和灸15~20分钟。

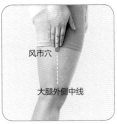 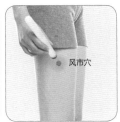

肺俞穴

【定位】归属足太阳膀胱经。低头屈颈，颈背交界处椎骨高突向下推3个椎体，下缘旁开2横指处。

【灸法】温和灸或艾盒灸15~20分钟。

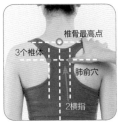 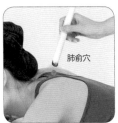

曲池穴

【定位】归属手阳明大肠经。轻抬手臂，肱骨外上髁与肘横纹终点连线的中点处即是。

【灸法】温和灸15~20分钟。

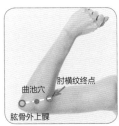 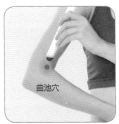

血海穴

【定位】归属足太阴脾经。屈膝90度，手掌伏于膝盖上，拇指与其他四指呈45度，拇指指尖处。

【灸法】温和灸15~20分钟。

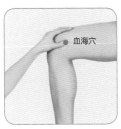 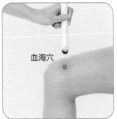

上病下取灸阴经，赶走"熊猫眼"

《灵枢·大惑论》："五脏六腑之精气，皆上注于目。"眼睛能反映五脏六腑的气血盛衰，养护眼睛简单而有效的办法就是闭目养神。

造成黑眼圈的主要原因是熬夜、用眼过度

"熊猫眼"因眼圈周围常被黑黑的色素所缠绕，形似熊猫而得名。造成"熊猫眼"的主要原因：经常加班、熬夜，或长时期使用电脑、手机等电子产品，导致用眼过度、眼睛疲劳缺氧，造成局部组织血液循环缓慢，眼部皮肤营养不良，大量代谢产物堆积，从而出现眼周部位的色素沉着。中医认为目为肝之窍，由血所养，若肾阴不足、水不涵木，就会引虚火上炎、肝窍受损，或肝血虚亏、津液匮乏、无以养目，这些都很容易造成黑眼圈，并伴有头晕耳鸣、口干舌燥、手脚麻木、情绪烦躁、经量稀少等血虚之证。

过敏性鼻炎患者也会出现黑眼圈

虽说鼻为肺之窍，但因它位于面部中央，五行属土，且鼻根近眼，因而部分过敏性鼻炎患者，也常会出现"熊猫眼"。他们大多为气虚特禀体质，常伴有食少易累、大便溏稀、面色皓白、四肢无力、舌淡、质胖、边有齿印等症状。因五色中黑主肾，若同时出现形寒肢冷、腰膝酸软、精神萎靡、两目黯黑者，即属于命门火衰、肾阳不振之证。由此可见，虽然"熊猫眼"病发于人的眼周部位，但其根源还在于下，由肝、肺、脾、肾等脏器气血虚弱所致，按照中医"上病下取、阳病治阴"的原则，治疗黑眼圈，当取身体下段的阴经穴位为主，以下治上、以阳通阴、以气散瘀、以血养目。

养气血小妙招

"上病下取法"指在上部的病证选取四肢远端的穴位进行治疗的方法。《素问·五常政大论》："病在上，取之下。"如头晕取太冲穴、丰隆穴（见79页），牙痛取合谷穴（见55页）、内关穴（见23页）重按5分钟左右即可见效。"下病上取法"指疾病的症状表现在下部，选取上部的穴位进行治疗的方法，如脱肛、痔疮、子宫下垂取百会穴（见23页）。

穴位	灸法	时长
涌泉穴、三阴交穴、太冲穴、大敦穴、太白穴	温和灸、回旋灸	每穴灸 15~20 分钟

涌泉穴

【定位】归属足少阴肾经。卷足，足底前1/3处可见有一凹陷处，按压有酸痛感处。

【灸法】温和灸或回旋灸15~20分钟。

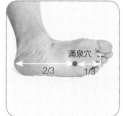
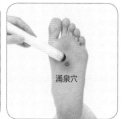

三阴交穴

【定位】此穴为足太阴脾经、足少阴肾经、足厥阴肝经交会之处。正坐或仰卧，胫骨内侧后缘，内踝尖直上4横指处。

【灸法】温和灸或回旋灸15~20分钟。

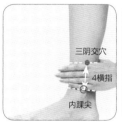
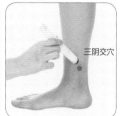

太冲穴

【定位】归属足厥阴肝经。沿第1、2趾间横纹向足背推，有一凹陷处即是。

【灸法】温和灸或回旋灸15~20分钟。

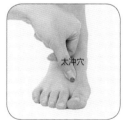
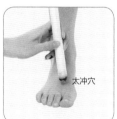

大敦穴

【定位】归属足厥阴肝经。坐位，足大趾趾甲外侧缘与下缘各作一垂线，其交点处。

【灸法】温和灸或回旋灸15~20分钟。

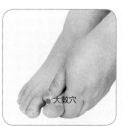
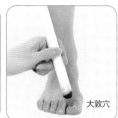

太白穴

【定位】归属足太阴脾经。在足内侧缘，当足大趾本节（第1跖趾关节）后下方赤白肉际凹陷处。

【灸法】温和灸或回旋灸15~20分钟。

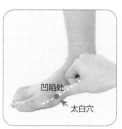
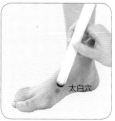

艾为阳、灸是温，善消眼袋水肿

《景岳全书·肿胀》："盖水为至阴，故其本在肾；水化于气，故其标在肺；水惟畏土，故其制在脾。"水肿的形成与肾、肺、脾密切相关。在治疗水肿时，多从这几条经上选穴。

眼袋、水肿会让你看上去老 10 岁

眼部皮肤是人体皮肤最薄的部位，眼睑只有0.06毫米的厚度，它敏感脆弱、血管极为细微，汗腺和皮脂腺分泌少，再加上持续不断的眨眼动作，长时期暴露在阳光照射下等，使眼睑容易松弛下坠、出现水肿，十分显老。

中医认为，脾胃虚弱是眼袋出现的首要原因，根据中医理论，人的上眼睑对应于脾，下眼睑对应于胃，故眼睑代表着人的脾胃；且脾主肌肉、主升清降浊，若脾虚运化不好，就会直接导致眼部肌肉弹性降低、中气下陷，时间一长眼皮就会耷拉下来，让你看上去老10岁。

肾气虚弱会形成眼袋

肾为水脏，主气化、主津液，它主管和调节着人体水液的整个代谢过程，在肾和膀胱的气化作用下，人体水液中的营养成分——津，上升于头面，随后敷布全身；水液中的代谢产物——液，下降于膀胱，被排出体外。津液是饮食水谷通过肺、脾、肾、三焦等脏腑的作用而化生，起到滋润、濡养机体的作用。其中，清而稀薄向体外流泻者称津，浊而稠厚存于体内者称液，二者循环往复，维持着体内津液的平衡。当肾阳虚弱、气化不利时，机体的治水除液能力下降，导致水液潴留进而出现肿胀，反映在脸上就是眼袋。

养气血小妙招

《素问·至真要大论》中说"诸湿肿满，皆属于脾"，也就是说多数的水肿、腹胀、胃胀等疾病都跟脾有关。试试脾经、胃经上的健脾胃大穴修正脾胃之气，除湿除热很有益。先找到身体的脾经、胃经，从下到上循经推拿按摩5或6遍，尤其是在穴位上要注意稍用力，或借按摩锤敲打。重点选脾经、胃经上的除湿热大穴，如太白穴（见63页）公孙穴、三阴交穴、阴陵泉穴等，可用艾条灸这些穴位，每个穴位灸5~10分钟，隔天1次。

穴 位	灸 法	时 长
足三里穴、三阴交穴、阴陵泉穴、公孙穴、气海穴	温和灸、回旋灸	每穴灸 15~20 分钟

足三里穴

【定位】归属足阳明胃经。位于外膝眼下3寸（4横指），胫骨外侧约1横指处。

【灸法】温和灸或回旋灸15~20分钟。

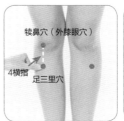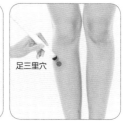

三阴交穴

【定位】此穴为足太阴脾经、足少阴肾经、足厥阴肝经交会之处。正坐或仰卧，胫骨内侧后缘，内踝尖直上4横指处。

【灸法】温和灸或回旋灸15~20分钟。

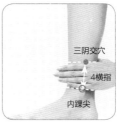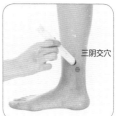

阴陵泉穴

【定位】归属足太阴脾经。拇指沿小腿内侧骨内缘向上推，抵膝关节下，胫骨向内上弯曲凹陷处即是。

【灸法】温和灸或回旋灸15~20分钟。

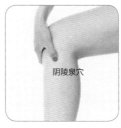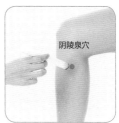

公孙穴

【定位】归属足太阴脾经。在足内侧缘，当第1跖骨基底的前下方，赤白肉际处。

【灸法】温和灸或回旋灸15~20分钟。

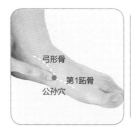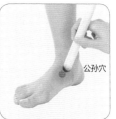

气海穴

【定位】归属任脉。在下腹部，前正中线上，肚脐中央向下约2横指处。

【灸法】温和灸或回旋灸15~20分钟。

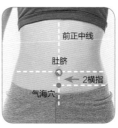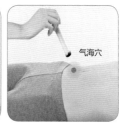

强健肺脾肾，紧致肌肤有弹性

《素问·五脏生成》："*肺之合皮也，其荣毛也。*"要想皮肤好，平时多敲肺经：左手自然下垂，手心向前，右手握空拳，自左肩窝的位置稍用力沿着手臂偏外侧一直敲打到拇指指端，在肩窝、肘部、掌根三个位置重点敲打。

随着年龄的增长、心理状态的改变、工作压力的增加、生活节奏的加快，女性朋友开始发现，留存在肌肤里的水分、激素、胶原蛋白越来越少，皮肤每况愈下，开始变得粗糙、黯淡、松弛，那个美丽的女人去哪儿了？

肌肤状态与肺脾肾三脏关系密切

中医认为，肺主气、主皮毛，脾主运化、主肌肉，肾主生长、主水液，因而女人肌肤的松弛，与肺脾肾三脏关系最为密切。肺为气之本，是营养人体皮毛的水之上源，如果肺气旺盛、津液充足，皮毛就细腻、光亮、润泽；若肺气虚弱、缺津少液，皮毛就枯萎、无光、无泽。脾为气血生化之源，若水谷精微运化有力，气血充足，则肌肤丰满、充满弹性、肢体矫健、运动有力；若脾胃运化失常，气血化源不足，则皮肤干枯、肌肉消瘦、身形萎缩。

内分泌紊乱是肾气衰退的开始

肾是人的储精之脏、先天之本，体内各种性激素的生长发源之地。医学专家研究发现，女性的皮肤，除了会因年龄自然老化或因紫外线造成光性老化外，第三种老化便是"激素老化"。女性随着体内激素水平的降低，皮肤细胞开始干燥萎缩、弹性降低，导致脸部轮廓变形，肌肉松弛，色素沉着，黑斑出现。所以造成女性肌肤老化、容貌衰退的重要原因之一，就是机体内分泌功能的紊乱，也就是中医所说的"肾气衰退"，精血不足。

养气血小妙招

养老穴是抗衰大穴。一手掌心向下，用另一手指按在尺骨小头的最高点上，然后掌心转向胸部，右手指滑入的骨缝中取穴。用艾炷灸3~5壮（中医在穴位上用艾火灼一次称"一壮"，约3~5分钟）；或艾条灸5~10分钟，宜多灸，能紧致肌肤。用食指指尖垂直下压养老穴1~3分钟，可辅助治疗高血压、老年痴呆、头昏眼花、耳聋、腰酸腿痛等老年病。

穴位	灸法	时长
肺俞穴、脾俞穴、肾俞穴、命门穴、气海穴	温和灸、艾盒灸	每穴灸15~20分钟

肺俞穴

【定位】归属足太阳膀胱经。低头屈颈，颈背交界处椎骨高突向下推3个椎体，下缘旁开2横指处。

【灸法】温和灸或艾盒灸15~20分钟。

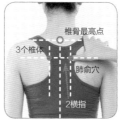 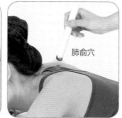

脾俞穴

【定位】归属足太阳膀胱经。肚脐水平线与脊柱相交椎体处，往上推3个椎体，后正中线旁开2横指处。

【灸法】温和灸或艾盒灸15~20分钟。

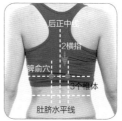 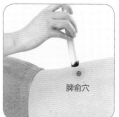

肾俞穴

【定位】归属足太阳膀胱经。肚脐水平线与脊柱相交椎体处，其下缘旁开2横指处。

【灸法】温和灸或艾盒灸15~20分钟。

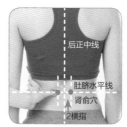 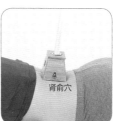

命门穴

【定位】归属督脉。肚脐水平线与后正中线交点，按压有凹陷处。

【灸法】温和灸或艾盒灸15~20分钟。

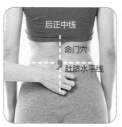 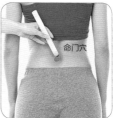

气海穴

【定位】归属任脉。在下腹部，前正中线上，肚脐中央向下约2横指处。

【灸法】温和灸或艾盒灸15~20分钟。

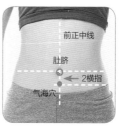 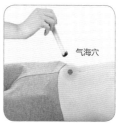

补精血防脱发，肾气足自然满头青丝

《诸病源候论·毛发病诸候》："*血盛则荣于头发，故头发美；血气衰弱，不能荣养，故头发脱落。*"治疗脱发宜补益气血、补肾填精。常用的补肾大穴有肾俞穴、太溪穴、涌泉穴（见23页）等。

正常人一天的掉发量在 100 根左右

我们的祖先称"人之发肤，受之父母"，切不可随意处置，因此古人不论男女，皆蓄发养发以示孝敬父母。他们对头发，不仅充满崇拜敬仰之心，且常施以呵护关爱之情。特别是古代女人，满头乌发还是显示其妩媚秀丽的一个重要标志。"青丝七尺长，挽作内家妆；不知眠枕上，倍觉绿云香。"一缕青丝有时更成了女人馈赠情人、托付终身的定情之物。但俗话说得好，"有生必有灭"，因而脱发也是人体的一种自然现象；正常情况下，人一天的掉发量在100根左右，洗头时比较容易脱发，脱落量在一天50根以内。

病理性脱发关键在于补肾气

除了这种生理性的自然脱发，还有病理性脱发。病理性脱发的原因有很多，如一些不好的饮食、生活习惯，过度的精神压力，某种疾病和药物的副作用等，都有可能造成头发的大量脱落。

中医认为，脑为髓海，肾主精，其华在发，发为血之余。因而头发的生长发育，主要受肾气精血的滋养，若肾气不足、脾胃虚弱、房劳不节、肺气不足、情志不遂，均会导致大脑、头皮、毛发失于濡养，导致头发大量脱落。所以想要养好一头乌发，留住一片青丝，首先须守护好发之根源——人的肾气、精血。

养气血小妙招

头部按摩可促进血液循环，供给头发更多的营养。可每天用指腹从发际向头顶中央画小圈按摩5分钟。如果肩颈经常酸痛，头部的血液供应也可能不足，可以多按摩肩颈部的风池穴（见71页）、肩井穴（见41页）等，以增加头部血液流动量。头顶常是脱发最严重的地方，经常用拇指指腹按摩头顶百会穴（见23页），可改善血液循环，增加对头发的营养供应。

穴位	灸法	时长
大椎穴、太溪穴、肾俞穴、肝俞穴、足三里穴	温和灸、艾盒灸、回旋灸	每穴灸15~20分钟

大椎穴

【定位】归属督脉。正坐，把手放在颈后，低头时位于椎骨最高隆起处的下方。

【灸法】温和灸或艾盒灸15~20分钟。

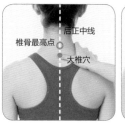
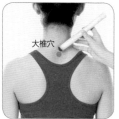

太溪穴

【定位】归属足少阴肾经。坐位垂足，由足内踝向后推至与跟腱之间凹陷处即是。

【灸法】温和灸或回旋灸15~20分钟。

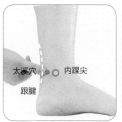
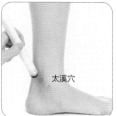

肾俞穴

【定位】归属足太阳膀胱经。肚脐水平线与脊柱相交椎体处，前正中线旁开2横指处。

【灸法】温和灸或艾盒灸15~20分钟。

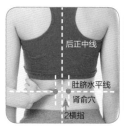
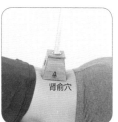

肝俞穴

【定位】归属足太阳膀胱经。肩胛骨下角水平连线与脊柱相交处，往下推2个椎体，后正中线旁开2横指处。

【灸法】温和灸或艾盒灸15~20分钟。

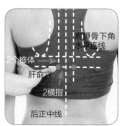
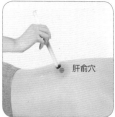

足三里穴

【定位】归属足阳明胃经。位于外膝眼下3寸（4横指），胫骨外侧约1横指处。

【灸法】温和灸或回旋灸15~20分钟。

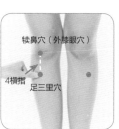
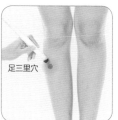

养肝阴补肾阳，白发渐少生黑发

《素问·六节藏象论》："肾……其华在发。"头发为肾的外在表现，所以头发生长与脱落、润泽与枯槁，都可以反映肾精的盛衰。未老先衰，头发早白早脱，都要考虑补肾。

看到白发，人们总会联想到衰老将至。其实不然，导致白发出现的因素有很多，如家族性遗传因素、精神压力过大、工作繁重疲劳、缺少充足的睡眠、机体营养不良等。按照中医的说法，白发主要与肝肾二脏机能失调有关。

情绪波动的人易生白发

中医认为肾藏精，其华在发，肝主血。有些女性朋友，或因情志压抑、思虑过度、耗心伤血，或因经期崩漏不止、产后虚损贫血，导致机体精血不足、血不养肝、肾气虚弱，造成头皮上毛囊获取的养分不够，黑色素的合成能力减弱，此类白发乃虚弱所致。

同时，肝火旺盛、血热妄行、上冒于头，也会导致白发。尤其是年轻人，年少气盛、血气方刚，稍有不顺就会情绪激动、火冒三丈，导致相火内动、炽伤肾阴，从而造成头部毛细血管供血障碍，皮肤毛囊营养不良，黑色素细胞难以合成沉淀，白发自然也会浮上头顶，这就是俗称的"少白头"。因此，治疗白发，须先分清肝肾阴阳。肝阴虚者，虚火内动当滋阴降火；肾阳虚者，精气不足当益气壮阳，以求殊途同归之效。

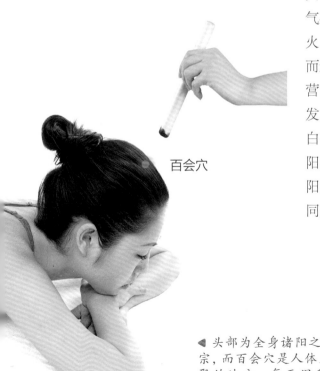

百会穴

◀ 头部为全身诸阳之会，百脉之宗，而百会穴是人体众多经脉会聚的地方。每天温和灸百会穴15~20分钟，可养肝补肾。

穴位	灸法	时长
太溪穴、百会穴、风池穴、肾俞穴、太冲穴	温和灸、回旋灸、艾盒灸	每穴灸 15~20 分钟

太溪穴

【定位】归属足少阴肾经。坐位垂足，由足内踝向后推至与跟腱之间凹陷处即是。

【灸法】温和灸或回旋灸15~20分钟。

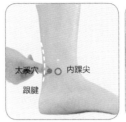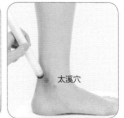

百会穴

【定位】归属督脉。两耳尖与头前正中线相交处，按压有凹陷处。

【灸法】温和灸或回旋灸15~20分钟。

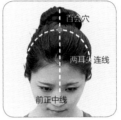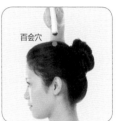

风池穴

【定位】归属足厥阴肝经。正坐，后头骨下两条大筋外缘陷窝中，与耳垂齐平处。

【灸法】温和灸或回旋灸15~20分钟。

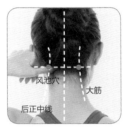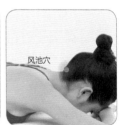

肾俞穴

【定位】归属足太阳膀胱经。肚脐水平线与脊柱相交椎体处，后正中线旁开2横指处。

【灸法】温和灸或艾盒灸15~20分钟。

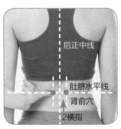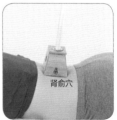

太冲穴

【定位】归属足厥阴肝经。沿第1、2趾间横纹向足背推，有一凹陷处即是。

【灸法】温和灸或回旋灸15~20分钟。

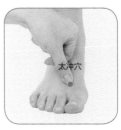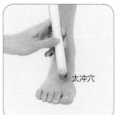

养眼就要养肝血，眼不干、泛秋波

《素问·五藏生成篇》："诸脉者，皆属于目……故人卧血归于肝，肝受血而能视。"意思是说，目之所以具有视物功能，是依赖于肝血的濡养。鸡肝、猪肝等都是不错的补肝血、养眼明目的好食材。

中医讲肝藏血，开窍于目，在液为泪。《黄帝内经》中早就明确指出"肝足厥阴之脉……连目系""肝受血而能视""肝气通于目，肝和则目能辨五色矣"。因而根据中医理论，是肝所藏的精血上注于目，且精血充足、肝气调和，才让人的眼睛拥有了视物辨色的功能。所以人的双眼，绝不能离开肝血的上输、泪水的滋养。

认为：无论是保护视力，还是养眼明目，首先得补益肝血。倘若体内肝血不足、津液虚亏，或者肝气升发无力，不能上达于头目，眼睛得不到津血的营养和滋润，就会出现酸胀、疲劳、干涩、昏花、模糊不清等异常。

长期看电子产品，累眼伤肝

现今电子产品日益普及，人们的生活、工作、娱乐、消遣都越来越离不开手机、电脑、电视等电子产品。殊不知长期盯着显示屏受伤的不仅是人的眼睛，其实最终损伤的是中医所说的"肝血"。《黄帝内经》中说"肝开窍于目"，肝血和肝气，才是眼睛明亮有神的物质基础。正是有了肝所提供的血液和阴津的滋养，才使人的眼睛具有了视物、分辨物体和色彩的能力。

眼睛若长时间得不到休息，疲劳过度，就会大量消耗体内的肝血。所以中医

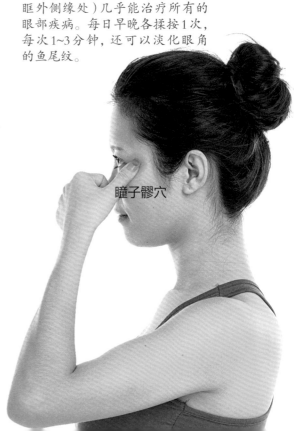

▼ 按摩瞳子髎穴（目外眦旁，眼眶外侧缘处）几乎能治疗所有的眼部疾病。每日早晚各揉按1次，每次1~3分钟，还可以淡化眼角的鱼尾纹。

瞳子髎穴

穴位	灸法	时长
肝俞穴、肾俞穴、行间穴、血海穴、光明穴	温和灸、艾盒灸	每穴灸15~20分钟

肝俞穴

【定位】归属足太阳膀胱经。肩胛骨下角水平连线与脊柱相交处，往下推2个椎体，后正中线旁开2横指处。

【灸法】温和灸或艾盒灸15~20分钟。

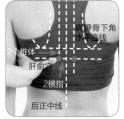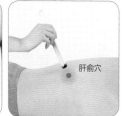

肾俞穴

【定位】归属足太阳膀胱经。肚脐水平线与脊柱相交椎体处，其下缘旁开2横指处。

【灸法】温和灸或艾盒灸15~20分钟。

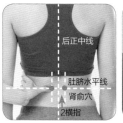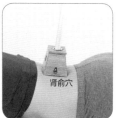

行间穴

【定位】归属足厥阴肝经。坐位，在足背部第1、2趾之间，趾蹼缘的后方赤白肉际处。

【灸法】温和灸15~20分钟。

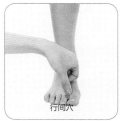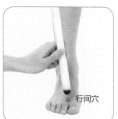

血海穴

【定位】归属足太阴脾经。屈膝90度，手掌伏于膝盖上，拇指与其他四指呈45度，拇指尖处。

【灸法】温和灸15~20分钟。

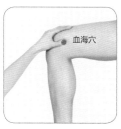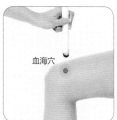

光明穴

【定位】归属足厥阴肝经。外踝尖直上4横指，再上3横指处即是。

【灸法】温和灸15~20分钟。

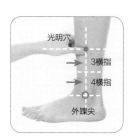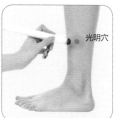

女人美唇，宜湿不宜干

《灵枢·五阅五使》："*口唇者，脾之官也。*"意思是说脾气健旺，气血充足，则口唇红润光泽；脾失健运，则气血衰少，口唇淡白不泽。保养脾经可以使唇色动人。

嘴唇是人体最容易缺水的部位

女人的嘴唇，不仅是一个用来吃饭和说话的生理器官，更是性感和多情的象征，所以被誉为"爱神之弓"。嘴唇属于黏膜组织的一部分，组织结构较薄，不像皮肤有汗腺和皮脂腺，难以得到汗液和皮脂的滋润和保护，所以嘴唇的抵抗力相当薄弱，且对外界的气候、温度、湿度变化十分敏感。如强烈的紫外线照射，快速的空气流动，环境湿度的下降，都会导致嘴唇黏膜中水分的丢失，引起嘴唇干燥，甚至脱皮、渗血。

不良生活习惯加速唇部水分挥发

因现代女性大多生活或工作在空调室内，周围环境的湿度较低，再加上口腔黏膜薄，经常暴露于身体的表面，缺水的状况就更为严重。还有些女性，大量食用辛辣、油炸、烧烤类食品，饮用酒精含量较高的饮料，或使用化妆品不当，这些都会加速嘴唇中水分的挥发，引起嘴唇干燥。

脾气旺盛才能"唇红齿白"

中医认为，脾开窍于口，其华在唇。因为脾胃需要先将人所摄入的水和食物消化吸收，变成气血津液，然后运送至人体所需要的地方。倘若脾胃运化无力、营养吸收不良、气血生成不足，身体内的津液也会跟着失衡或缺乏，就无法将足够的津液输送到嘴唇，中医将其称为"津不上承"。此时唇部看起来就会黯淡干枯、色白无光、毫无生气。中国古代美女的标准是"樱桃小嘴""唇红齿白"，这说明该女子脾气强盛、气血丰盈、津液充足。

养气血小妙招

气海穴和三阴交穴是女性必灸的保健穴，就如同汽车中的离合器和油门，这两个穴位能够保证女性身体的正常运行和加速运转。临床上的许多女性疾病，像月经不调、不孕不育等都可通过三阴交穴、气海穴的调节作用，得到减轻和缓解。

穴 位	灸 法	时 长
太溪穴、三阴交穴、照海穴、足三里穴、气海穴	温和灸、回旋灸	每穴灸 15~20 分钟

太溪穴

【定位】归属足少阴肾经。坐位垂足，由足内踝向后推至与跟腱之间凹陷处即是。

【灸法】温和灸或回旋灸15~20分钟。

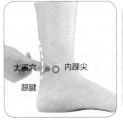
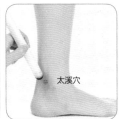

三阴交穴

【定位】此穴为足太阴脾经、足少阴肾经、足厥阴肝经交会之处。正坐或仰卧，胫骨内侧后缘，内踝尖直上4横指处。

【灸法】温和灸或回旋灸15~20分钟。

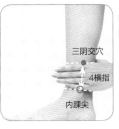
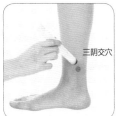

照海穴

【定位】归属足少阴肾经。坐位垂足，距内踝尖1寸，按压有酸痛感处。

【灸法】温和灸或回旋灸15~20分钟。

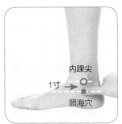
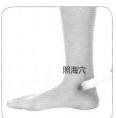

足三里穴

【定位】归属足阳明胃经。位于外膝眼下3寸（4横指），胫骨外侧约1横指处。

【灸法】温和灸或回旋灸15~20分钟。

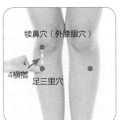
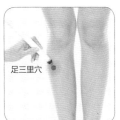

气海穴

【定位】归属任脉。在下腹部，前正中线上，肚脐中央向下约2横指处。

【灸法】温和灸或回旋灸15~20分钟。

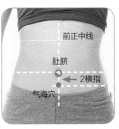
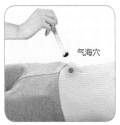

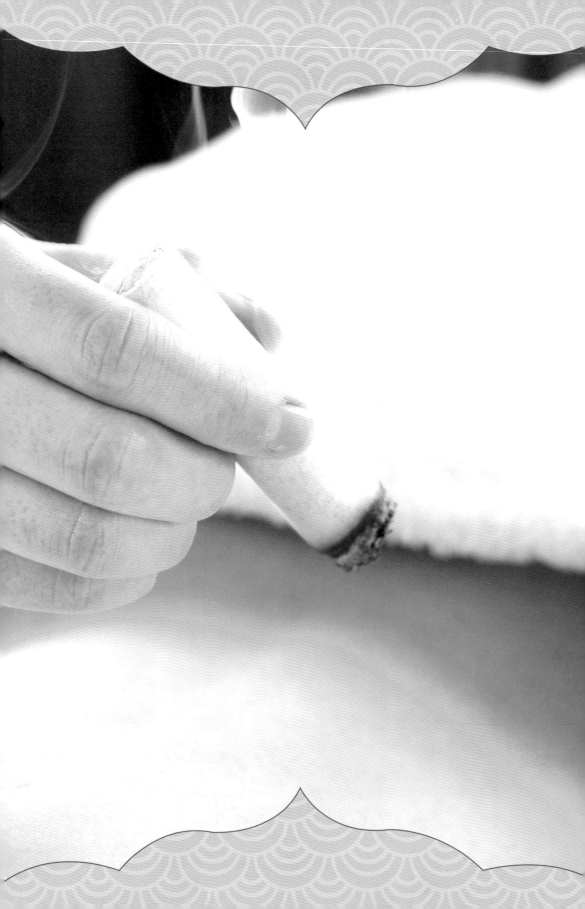

第四章

艾灸养身，
一切美好的开始

肥胖女性多痰湿，用隔姜灸来瘦身

《格致余论》："*而况肥人湿多，瘦人火多。*"胖人之所以痰多，原因是脾胃虚，脾虚运化乏力，酿湿生痰，所以减肥可选择艾灸化痰湿效果好的丰隆穴。

女性要小心"压力胖"

据调查，女性肥胖人数要明显高出男性。原因除了女性脂肪细胞天生比男性多、活动量比男性少外，还与女性体内雌激素水平较高，促进脂肪的合成有关。此外，大量、长期食用高脂肪、高糖、高能量食物，工作压力大，生活节奏快，睡眠时间短，体内胰岛素代谢异常，体内的应激激素分泌增多，都会增加脂肪细胞的数量，增加脂肪细胞的体积。

怀孕让女性更易发胖

其实，还有一个导致女性肥胖的重要因素——妊娠。为了胎儿的健康，人们常会给孕妇食用很多营养品，再加上孕期下丘脑功能的改变，新陈代谢水平增强，脂肪代谢失去平衡，孕妇极易发生体重增加。据统计，87%的女性分娩后，会发生不同程度的"生育性肥胖"。而且，人流也会造成女性的肥胖，30%~40%的女性在人流后体重平均增加了5~7千克。这是因为突然中断正常的妊娠过程，会打乱女性原有的内分泌平衡，如下丘脑功能的失衡会直接影响机体的脂肪代谢，造成脂肪代谢的紊乱。人体的肥胖，不但会并发糖尿病、高血压、高血脂、动脉硬化、冠心病等病症，还会导致女性的月经不调、闭经、不孕等。因此降脂减肥正成为越来越多女性的一种健康新时尚。

用隔姜灸增强减肥效果

中医认为，造成人体肥胖、血脂增高的主要原因是脾胃运化失常，痰湿停滞经络肌肤，蓄积皮里膜外，因而降脂减肥首先必须行气通络、化痰祛湿。

由于痰湿为阴，女性寒盛，当以阳化之，以热行之。艾草为阳，温灸是火，温热之气，正可祛除聚集于女性体内的阴寒痰湿之邪。为了增强灸疗的效果，女性减肥最好选择加姜的隔物灸。用隔姜灸减肥瘦身时，可取高度为1厘米，炷底直径为0.8厘米的艾炷久燃，每次灸5或6壮，每日1次，1个月为1个疗程，2个疗程中间可休息7天。

穴位	灸法	时长
三焦俞穴、阳池穴、地机穴、天枢穴、丰隆穴	隔姜灸	每穴灸 15~20 分钟

三焦俞穴

【定位】归属足太阳膀胱经。肚脐水平线与脊柱相交椎体处，往上推1个椎体，后正中线旁开2横指处。

【灸法】隔姜灸15~20分钟。

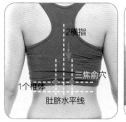
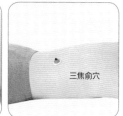

阳池穴

【定位】归属手少阳三焦经。位于手腕背面尺腕关节部，指总伸肌腱的尺侧凹陷中。

【灸法】隔姜灸15~20分钟。

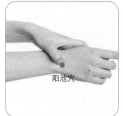
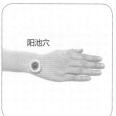

地机穴

【定位】归属足太阴脾经。先找到阴陵泉穴，直下量4横指即是。

【灸法】隔姜灸15~20分钟。

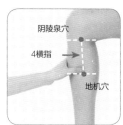
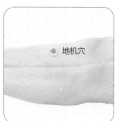

天枢穴

【定位】归属足阳明胃经。是手阳明大肠经募穴，位于腹部，肚脐旁开3横指，按压有酸胀感处。

【灸法】隔姜灸15~20分钟。

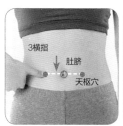
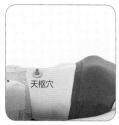

丰隆穴

【定位】归属足阳明胃经。犊鼻穴与外踝前缘平外踝尖处连线中点，距胫骨前缘2横指。

【灸法】隔姜灸15~20分钟。

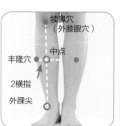
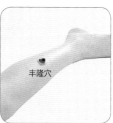

四肢不温，让艾灸融"冰雪美人"

《景岳全书》："阳虚者，火虚也，为神气不足，为眼黑头眩，或多寒而畏寒。"阳气不到的地方就是病。生命发生、发展需要阳气，阳气消耗会越来越多，因此一年四季都需要艾灸背部督脉来养护阳气。

阳气不足就会浑身怕冷

很多女性，即便在温暖的春季也常手脚冰凉，被称为"冰雪美人"。为什么她们穿的衣服并不少，手脚却怎么也暖和不起来呢？中医认为，阳气乃生命之本、人体新陈代谢的原动力，可以温煦形体、运行血液、维持体温，决定着人的生长、发育、生殖、衰老和死亡。故古人云"得阳者生，失阳者亡"。

心主血脉，通达四肢，若心阳衰弱，气血无法运达肢体末梢，便会形寒肢冷、手脚不温；肝主疏泄，运化气机，若气血瘀滞、循环不佳，处于四肢末端的手脚，就会冰冷异常，正如中医所说"阳虚生外寒"。

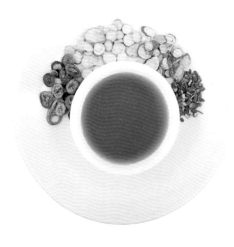

身不冷四肢冷多是阳气不通

女性手足冰冷，一种是因体内阳气不足所致，除了手脚冰冷外，还会出现全身怕冷的情况；另一种往往只有手脚冰凉，身体并不觉得特别冷，这多为阳气瘀滞所为。中医中阳气不足者，多属于虚证，平时须注意保暖，适当吃些温补类的食物。治疗阳气不足有一张非常著名的中药汤剂——"四逆汤"。

如果阳气并不虚衰，而是因阳气瘀滞导致的手脚不温，多属于实证，现代医学常称其为"冷感症"，主要为植物神经功能紊乱所致，日常需多运动，摄取一些行气活血的食物，以调节血管的收缩舒张功能。中医中也有一张非常有名的处方——"四逆散"。

"四逆汤"和"四逆散"，虽只有一字之差，却有着虚实之分。因此，缓解女性手脚冰凉，虚者当补阳气，实者当疏肝气，从而达到温补气血、通达经络的效果，灸时可取太渊穴、神门穴、太冲穴、涌泉穴、气海穴等。

◀"四逆散"由柴胡、枳壳、白芍、甘草组成，多用于实证，可行气活血、温暖周身。

穴位	灸法	时长
太渊穴、神门穴、太冲穴、涌泉穴、气海穴	温和灸、回旋灸	每穴灸 15~20 分钟

太渊穴

【定位】归属手太阴肺经。位于腕前区，掌心向上，腕横纹外侧摸到桡动脉，其外侧即是。

【灸法】温和灸或回旋灸15~20分钟。

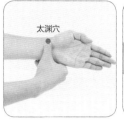
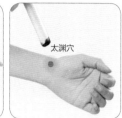

神门穴

【定位】为手少阴心经的原穴。微握掌，另一手四指握手腕，屈拇指，指甲尖所到凹陷处。

【灸法】温和灸或回旋灸15~20分钟。

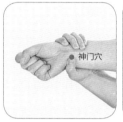
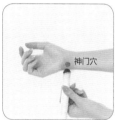

太冲穴

【定位】归属足厥阴肝经。沿第1、2趾间横纹向足背推，有一凹陷处即是。

【灸法】温和灸或回旋灸15~20分钟。

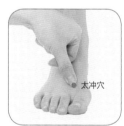
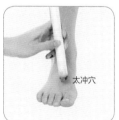

涌泉穴

【定位】归属足少阴肾经。卷足，足底前1/3处可见有一凹陷处，按压有酸痛感处。

【灸法】温和灸或回旋灸15~20分钟。

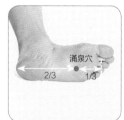
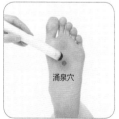

气海穴

【定位】归属任脉。在下腹部，前正中线上，肚脐中央向下约2横指处。

【灸法】温和灸或回旋灸15~20分钟。

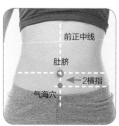
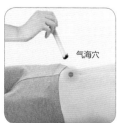

美丽"冻"人，未老腿先寒

《素问·痹论篇》："*所谓痹者，各以其时，重感于风寒湿之气也。*""老寒腿"属于痹证，多因感受风、寒、湿诸邪所致，治疗重在温经散寒，祛风通络，除湿止痛。

经常露脚踝，小心"老寒腿"

每当天阴下雨、气候转凉时，不少人的膝关节和小腿，便会出现一阵阵的酸痛、胀麻、沉重、无力等不适感。由于这种情况多发生在寒冷天，因此民间常将它形象化地称为"老寒腿"。

寒为阴邪，最喜伤人阳气，而女人阳气最弱，故寒邪经常会乘虚而入袭扰女性。现在不少中青年女性，为了美丽、性感，裙子越穿越短，裤子越来越薄；或追求时尚"露脚踝"，即便在寒冷的严冬，也常穿一袭短裙或一条薄裤，所谓美丽"冻"人，要风度不要温度。人是靓了腿却受寒了，久而久之年纪轻轻也会得"老寒腿"。

腿足的皮肤温度只有 20℃

腿足处于人体的最下端，离心脏最远，随着心脏输血量逐渐衰减，再受到地心引力、下肢静脉瓣等因素的影响，下肢血液流速不断减缓，导致腿足血液循环最薄弱，皮肤保温功能差。

人的正常体温一般在37℃左右，可腿足的皮肤温度只有20℃左右。所以中医认为，人的腿和足为阴，阳气最弱，若再遭受风、寒、湿气侵袭，流注于关节肌肉，造成经络阻滞、气血不通，就会导致"老寒腿"的发生。故该病属阳虚阴寒之症，具有遇冷则痛、得温则舒，喜温暖、畏寒冷的发病特点，而艾为阳、灸属火，正可以益气壮阳、温通血脉、散寒除湿。

养气血小妙招

犊鼻穴俗称外膝眼穴，属足阳明胃经。犊即小牛，鼻即鼻子，穴在髌韧带之侧，韧带形似小牛之鼻，故名犊鼻；主治膝痛、关节屈伸不利、下肢麻痹、下肢瘫痪、足跟痛等。长期坚持按摩犊鼻穴，每次1~3分钟，可以改善膝部疼痛、酸软等症状。

穴位	灸法	时长
内、外膝眼穴、阳陵泉穴、足三里穴、昆仑穴、承山穴	温和灸、回旋灸	每穴灸 15~20 分钟

内、外膝眼穴

【定位】内膝眼穴归属经外奇穴，外膝眼穴归属足阳明胃经。坐位，微伸膝关节，膝盖下左右2个凹窝处即是。

【灸法】温和灸或回旋灸15~20分钟。

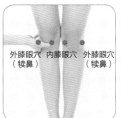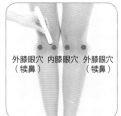

阳陵泉穴

【定位】归属足少阳胆经。膝关节外下方，腓骨小头前下方凹陷处。

【灸法】温和灸或回旋灸15~20分钟。

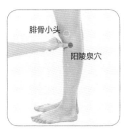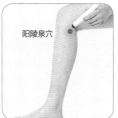

足三里穴

【定位】归属足阳明胃经。位于外膝眼下3寸（4横指），胫骨外侧约1横指处。

【灸法】温和灸或回旋灸15~20分钟。

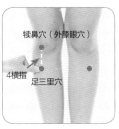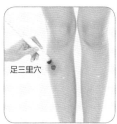

昆仑穴

【定位】归属足太阳膀胱经。在外踝后方，外踝尖与跟腱之间的凹陷处。

【灸法】温和灸或回旋灸15~20分钟。

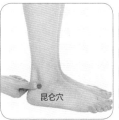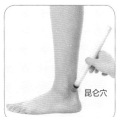

承山穴

【定位】归属足太阳膀胱经。直立，小腿用力，在小腿的后面正中可见一"人"字纹，其下尖角可触及一凹陷处即是。

【灸法】温和灸或回旋灸15~20分钟。

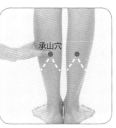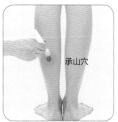

白带是观察生殖系统病变的"显示器"

《女科证治》："*若外感六淫，内伤七情，酝酿成病，致带脉纵弛，不能约束诸脉经，于是阴中有物，淋漓下降，绵绵不断，即所谓带下也。*"艾灸治疗多从脾、肾、湿三方面入手。

白带与脾肾关系密切

白带属于人之津液，脾运化水谷、生津液，肾主水、司气化，故白带与脾肾二脏关系最为密切。倘若体内阴血虚亏、津液不足，白带分泌就会减少；若是白带大量增多，并出现颜色、形状、气味等异常时，中医将其称为"带下病"。由于女性白带乃人体水液所化，因此这种病理变化皆为"湿邪"所致。不论是寒湿（湿热）入侵的外湿，还是脾肾运化不利的内湿，艾灸治疗都可从脾、肾、湿三方面入手。

卵巢衰老，白带分泌减少

女性之所以需要白带，首先，它有助于维持女性生殖系统的健康。白带中含有的乳酸杆菌、溶菌酶、抗体等成分，能预防和减少外来病原体在阴道内的生存，抑制它们的生长与繁殖，对阴道起到一定的自我清洁作用。此外，性行为过程中，白带的增多能对阴道起到润滑作用，便于性生活的进行。更重要的是，白带还是观察女性生殖系统病变的"显示器"，当女性生殖器官被细菌等病原微生物感染，阴道黏膜、子宫颈等部位发生水肿时，白带的分泌量就会明显增多；而当女性出现内分泌功能紊乱，卵巢衰老时，由于雌激素水平的降低、生殖器官的萎缩，白带分泌量又会明显减少甚至消失。这不仅会造成阴道自我防御功能的缺失，阴道炎发病率的增加，而且还可引发性欲减退、性交困难不适等异常。

白带减少多阴虚

白带减少多属于阴虚津亏型，常见表现有口干欲饮，舌燥颧红，身体潮热，夜间盗汗，头晕目眩，月经周期提前，白带稀少甚至干枯，舌头苔薄、舌质红。

穴位	灸法	时长
三阴交穴、血海穴	温和灸、回旋灸	每穴灸 15~20 分钟

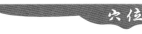

三阴交穴

【定位】此穴为足太阴脾经、足少阴肾经、足厥阴肝经交会之处。正坐或仰卧，胫骨内侧后缘，内踝尖直上4横指处。

【灸法】温和灸或回旋灸15~20分钟。

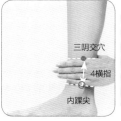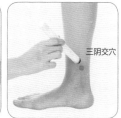

血海穴

【定位】归属足太阴脾经。屈膝90度，手掌伏于膝盖上，拇指与其他四指呈45度，拇指尖处。

【灸法】温和灸或回旋灸15~20分钟。

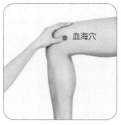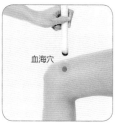

白带增多分 3 种类型

白带增多的情况多与脾、肾、湿、热关系密切，常见有以下三种类型。

穴位	灸法	时长
血海穴、隐白穴、八髎穴、中极穴、阴陵泉穴、行间穴、肾俞穴	艾盒灸、温和灸、回旋灸	每穴灸 15~20 分钟

脾虚型

患者带下色白，淋漓不断，面色萎黄少华，神疲肢冷，食欲不振，小腹发凉，腹胀便溏，舌淡、苔白腻滑。

血海穴

【定位】归属足太阴脾经。屈膝90度，手掌伏于膝盖上，拇指与其他四指呈45度，拇指尖处。

【灸法】温和灸或回旋灸15~20分钟。

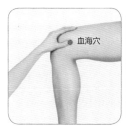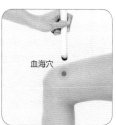

隐白穴

【定位】归属足太阴脾经。足大趾趾甲内侧缘
与下缘各作一垂线，交点处即是。

【灸法】温和灸或回旋灸15~20分钟。

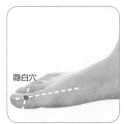
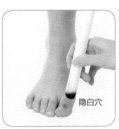

湿热型

患者白带黏稠增厚，有腥臭或腐臭味，口干欲饮，小便黄赤，大便干结，面红，舌苔厚而干。

八髎穴

【定位】归属足太阳膀胱经。又称上髎、次髎、
中髎和下髎，左右共8个穴位，分别
在第1、2、3、4骶后孔中。

【灸法】艾盒灸15~20分钟。

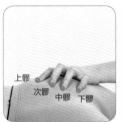
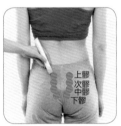

中极穴

【定位】归属任脉。在下腹部，前正中线上，
肚脐中央向下两个3横指处即是。

【灸法】温和灸或回旋灸15~20分钟。

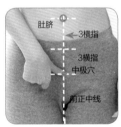
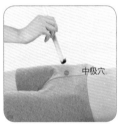

阴陵泉穴

【定位】归属足太阴脾经。拇指沿小腿内侧骨
内缘向上推，抵膝关节下，胫骨向内
上弯曲凹陷处即是。

【灸法】温和灸或回旋灸15~20分钟。

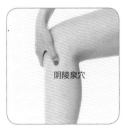
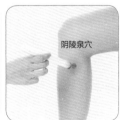

行间穴

【定位】归属足厥阴肝经，在足背第1、2趾间，
趾蹼缘的后方赤白肉际处。

【灸法】温和灸或回旋灸15~20分钟。

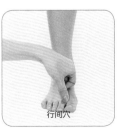
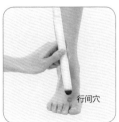

肾虚型

患者白带清冷,腰膝酸软,神疲乏力,小腹冷坠,小便清长,大便溏软,舌淡、苔薄白。

肾俞穴

【定位】归属足太阳膀胱经。肚脐水平线与脊柱相交椎体处,后正中线旁开2横指处。

【灸法】温和灸或艾盒灸15~20分钟。

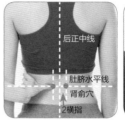
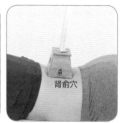

八髎穴

【定位】归属足太阳膀胱经。又称上髎、次髎、中髎和下髎,左右共8个穴位,分别在第1、2、3、4骶后孔中。

【灸法】艾盒灸15~20分钟。

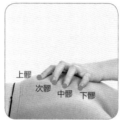
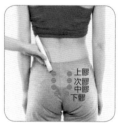

阴陵泉穴

【定位】归属足太阴脾经。拇指沿小腿内侧骨内缘向上推,抵膝关节下,胫骨向内上弯曲凹陷处即是。

【灸法】温和灸或回旋灸15~20分钟。

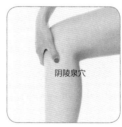
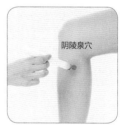

养气血小妙招

　　白带增多具体辨证施灸:脾虚型可灸带脉穴(见47页)、气海穴(见37页)、隐白穴(见51页)、足三里穴(见33页)、脾俞穴(见33页)等;肾虚型可灸带脉穴、关元穴(见89页)、肾俞穴、次髎穴、归来穴(见119页)等;湿热型可灸带脉穴、中极穴、阴陵泉穴、下髎穴、行间穴等。治疗时,将艾条点燃后,右手持艾条与局部皮肤呈45°,点燃一端的艾头对准穴位处,相距约3厘米,以局部皮肤感到温热、泛红为度。每天艾灸1次,每穴施艾条温和灸15分钟,连续10天为1疗程。

强肾气、通肝气，冲任调和顺月经

《太平圣惠方·卷一》："*夫任者妊也，此是人之生养之本。*"任脉起于小腹，与女子月经来潮及妊娠、生殖功能有关。调月经首选任脉穴位，如关元穴、气海穴（见37页）等。

月经不调多因经期受寒

月经不调是中医妇科"月经病"的统称，它通常是指女人在月经周期、经量、经色、经质等方面所发生的各种病理变化，其中就包括经期提前、经期延后、月经先后无定期，以及经期延长、崩漏、闭经、经量过多、经色紫黑等病症。中医认为，月经不调多因经期感受寒湿、过食辛辣寒凉食物、郁怒忧思，或多病久病等因素引起的脏腑功能失调。

月经不调首选任脉关元穴、气海穴

女性的经血受肾气滋养、肝气疏泄，由冲、任二脉所管，然后定时从子宫排泄而出。故调理月经不调者，重在肝肾二脏，冲任二脉，首先取任脉关元穴、气海穴等，以滋养天癸之源头。女人有血方可有经，故当取血海穴、阴陵泉穴（见53页）、三阴交穴，化生气血、补经血所需；女人经血得以下泄，乃受肝肾所控，此时可取肝俞穴（见27页）、肾俞穴等，疏泄气机、升降开合，并配合中极穴、子宫穴（见119页）等，促子宫、助气行、下经血。

任脉最早记载于《黄帝内经》，为人体经脉之一，属于奇经八脉，有"阴脉之海"之称。任脉起于小腹，止于下颌，共有关元穴、气海穴等24穴。此经主要有调节阴经气血和月经的作用，主要治疗经脉循行部位的相关病症。

养气血小妙招

每天早晚用拇指指尖按揉血海穴，每次1~3分钟，可使女人肌肤细腻、红润有光泽。每天按揉肾俞穴50~100次，可补肾强身。血海穴善治各种血症，"血"指气血，"海"即海洋，犹如聚溢血重归于海。肾俞穴与肾脏相应，而为之俞，有益肾固精、清热利湿之功。凡痛之涉及肾者，如虚劳、羸瘦、腰痛、梦遗、胸胁胀满、耳聋、目黄、溺血、浊淫，以及女子带下、月经痛等，均可取此。

穴位	灸法	时长
关元穴、肾俞穴、血海穴、三阴交穴、中极穴	温和灸、艾盒灸	每穴灸 15~20 分钟

关元穴

【定位】归属任脉。在下腹部，前正中线上，肚脐中央向下4横指处。

【灸法】温和灸或艾盒灸15~20分钟。

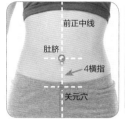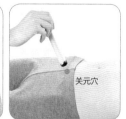

肾俞穴

【定位】归属足太阳膀胱经。肚脐水平线与脊柱相交椎体处，后正中线旁开2横指处。

【灸法】温和灸或艾盒灸15~20分钟。

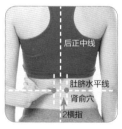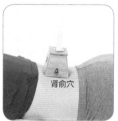

血海穴

【定位】归属足太阴脾经。屈膝90度，手掌伏于膝盖上，拇指与其他四指呈45度，拇指尖处。

【灸法】温和灸15~20分钟。

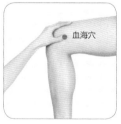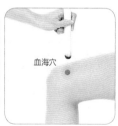

三阴交穴

【定位】此穴为足太阴脾经、足少阴肾经、足厥阴肝经交会之处。正坐或仰卧，胫骨内侧后缘，内踝尖直上4横指处。

【灸法】温和灸15~20分钟。

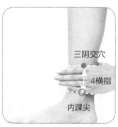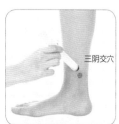

中极穴

【定位】归属任脉。在下腹部，前正中线上，肚脐中央向下2个3横指处即是。

【灸法】温和灸或艾盒灸15~20分钟。

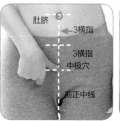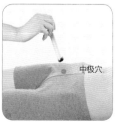

艾灸暖宫散瘀，月月不痛才轻松

《景岳全书》："凡妇人经行腹痛，挟虚者多，全实者少。"肾虚血瘀是痛经最主要的病机。艾条温和灸脾俞穴（见33页）、肾俞穴（见59页）、足三里穴（见33页）、关元穴（见37页）补虚，每穴15分钟，以局部红晕灼热为度，每日1次，可长期施灸，月经来时停灸。

痛经多属"不通则痛"

现代医学将痛经多分为"原发性"和"继发性"两种。原发性痛经，生殖器官往往无明显器质性病变，以月经初潮两三年的青春期少女，或未生育的年轻妇女为多；继发性痛经，经妇科体检、B超、腹腔镜等检查，大多伴有盆腔炎、子宫肌瘤、子宫内膜异位症等病史。

中医认为，女性若体内气血不足、子宫虚寒，或寒湿侵袭、瘀血阻滞，都会导致子宫收缩、经血下泄不畅，引发腰腹部疼痛。我们经常会听到一句话，所谓"通者不痛，不通则痛"，就是这一现象最典型的概括，对此中医常采取温经散寒、行气活血之法，来缓解女性的痛经。

痛经来临前施灸助血下行

虽然女子以血为本，但气为血帅，经血的下泄，离不开阳气的温煦和推动。因而治疗痛经，月经来临前，须先灸肾俞穴、命门穴（见37页）、腰阳关穴（见37页）、八髎穴、长强穴（见37页）等阳经穴位，益气壮阳、助经血下行。当月经来临时，若腹痛依旧、经血排泄不畅，则应灸气海穴、关元穴、石门穴（见91页）、中极穴（见86页）、三阴交穴（见27页）等阴经穴位，温通经脉、活血祛瘀。因女性痛经病患在阴，为厥阴肝经所行之地，故可取太冲穴（见25页）疏肝理气，直达病所；同时，痛经乃子宫肌肉痉挛所致，子宫前为膀胱后是大肠，所以还可灸手阳明大肠经的合谷穴，以解子宫痉挛之痛。

养气血小妙招

合谷穴有镇静止痛、通经活经、清热解表的作用，是止痛要穴，头痛、牙痛都可以选用。

有些女性平时若有痛经史，可在经前数日，或在月经初期腰腹疼痛、经血稀少、经色紫暗伴有血块时，在腰部、腹部、臀部诸穴施灸；灸后若是经血下泄通畅、经量增多、疼痛缓解，便可停止。

穴位	灸法	时长
石门穴、气海穴、合谷穴、中极穴、八髎穴	温和灸、艾盒灸	每穴灸15~20分钟

石门穴

【定位】归属任脉。在下腹部，前正中线上，
肚脐中央向下3横指处。

【灸法】温和灸或艾盒灸15~20分钟。

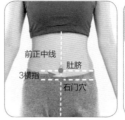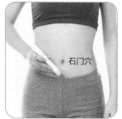

气海穴

【定位】归属任脉。在下腹部，前正中线上，
肚脐中央向下约2横指处。

【灸法】温和灸或艾盒灸15~20分钟。

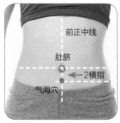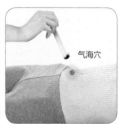

合谷穴

【定位】归属手阳明大肠经。一手轻握拳，另
一手握拳外，拇指指腹垂直下压处。

【灸法】温和灸15~20分钟。

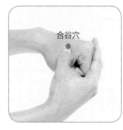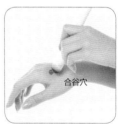

中极穴

【定位】归属任脉。在下腹部，前正中线上，
肚脐中央向下2个3横指处即是。

【灸法】温和灸或艾盒灸15~20分钟。

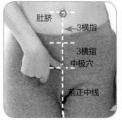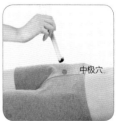

八髎穴

【定位】归属足太阳膀胱经。又称上髎、次髎、
中髎和下髎，左右共8个穴位，分别
在第1、2、3、4骶后孔中。

【灸法】温和灸或艾盒灸15~20分钟。

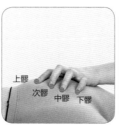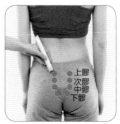

培元气、化瘀血，女人怎能没有经

《素问·上古天真论》："二七而天癸至，任脉通，太冲脉盛，月事以时下，故有子。"太冲脉即冲脉，奇经八脉之一，与任、督两脉同起于胞中，浅出于腹股沟当气冲穴（在腹股沟区，脐中下5寸，距前正中线2寸）的部位，可治疗闭经。

西医认为：闭经是因为性腺轴功能紊乱

在临床上，闭经可分为"原发性"和"继发性"两种。原发性闭经是指女性年龄超过16岁，第二性征已发育，或年龄超过14岁，第二性征尚未发育，且无月经来潮者。继发性闭经则是指以往曾建立正常月经，但后因某种病理性原因停经3个月，或按自身原来月经周期计算停经3个周期以上者。

现代医学认为，女性月经周期的建立和维持，主要依赖于下丘脑—垂体—卵巢(子宫)性腺轴功能的调节，一旦这些器官发生病变或功能紊乱，就有可能导致闭经。同时心理压力过大也会引发闭经，这种心理因素造成的闭经，还应配合一定的心理治疗。

中医认为：闭经多为肝肾不足

中医上，女性月经来潮的前提是：肾气盛、天癸至、任脉通、太冲脉盛。"天癸"，是指由体内发育成熟的性腺所分泌的性激素。因而闭经虚证主要由肝肾不足、气血虚亏，或阴虚内热、血海枯竭，导致体内天癸未至，或至而无法继续。

虚补实泻治闭经

根据"虚者补之"的原则，可取肝俞、脾俞穴、膈俞穴、肾俞穴、关元穴、足三里穴（见33页）三阴交穴（见27页）等施灸。实证或是因机体为肝气所郁，或是血脉为寒气所滞，或是子宫为痰湿所困，导致冲任不调，引发闭经。按照"实者泻之"的原则，可取中极穴（见86页）、地机穴（见79页）、合谷穴（见55页）、三阴交穴、太冲穴（见25页）、丰隆穴（见79页）等施灸。

养气血小妙招

除了艾灸方法，还可以结合按摩疗法治疗，以下方法适用于经少色淡、初潮较迟、面色无华者：

①双手叉腰，用拇指点压肾俞穴20次。②拇指指腹用力均衡地按压血海穴（见33页）20次。③用拇指指腹按压三阴交穴20次。④用拇指指腹按揉足三里穴50次。

穴位	灸法	时长
脾俞穴、膈俞穴、肝俞穴、肾俞穴、关元穴	温和灸、艾盒灸	每穴灸15~20分钟

脾俞穴

【定位】归属足太阳膀胱经。肚脐水平线与脊柱相交椎体处，往上推3个椎体，后正中线旁开2横指处。

【灸法】温和灸或艾盒灸15~20分钟。

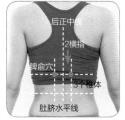 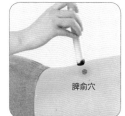

膈俞穴

【定位】归属足太阳膀胱经。肩胛骨下角水平连线与脊柱相交椎体处下缘，后正中线旁开2横指处。

【灸法】温和灸或艾盒灸15~20分钟。

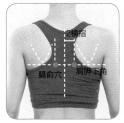 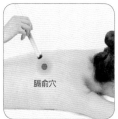

肝俞穴

【定位】归属足太阳膀胱经。肩胛骨下角水平连线与脊柱相交处，往下推2个椎体，后正中线旁开2横指处。

【灸法】温和灸或艾盒灸15~20分钟。

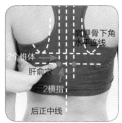 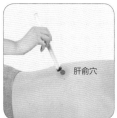

肾俞穴

【定位】归属足太阳膀胱经。肚脐水平线与脊柱相交椎体处，后正中线旁开2横指处。

【灸法】温和灸或艾盒灸15~20分钟。

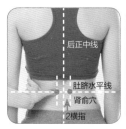 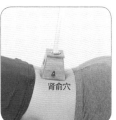

关元穴

【定位】归属任脉。在下腹部，前正中线上，肚脐中央向下4横指处。

【灸法】温和灸或艾盒灸15~20分钟。

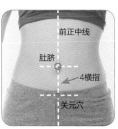 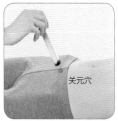

女性难言的烦恼，外阴瘙痒灸来止

《诸病源候论》："*风瘙痒者，是体虚受风，风入腠理，与气血相搏，而俱往来于皮肤之间。邪气微，不能冲击为痛，故但瘙痒也。*"血海穴是止痒要穴，是人体自带的"补血"大穴，常按揉该穴位，有补血的效果；同时又可活血而不伤及机体，可用于阴部瘙痒、湿疹、荨麻疹等症状。

外阴瘙痒多属肝胆湿热

女性外阴瘙痒症，多发生于阴蒂、小阴唇、大阴唇、会阴、肛周等处，主要由一些妇科炎症所产生的异常分泌物、药物过敏、皮肤黏膜疾病等所致。有部分患者时常奇痒难忍，到了夜晚甚至会更重，给她们的生活和工作带来了极大的痛苦和烦恼。由于阴器为肝经环绕、分泌物多、潮湿不透气，若是肝胆湿热下注阴器，就会导致女性外阴瘙痒，甚者痒痛无比，令人坐卧不安，并伴有带量增多、带味秽臭、带色黄如脓或呈米泔样等。若肝肾阴虚、血虚生风，即可导致女性外阴皮肤及黏膜干燥、粗糙、瘙痒，并伴有白带稀少、口干舌燥、大便干结等。

坐灸会阴祛湿止痒

中医认为，外阴瘙痒，病在阴器，实者属肝胆湿热，以湿为主、重在除湿，须清利肝胆湿热，杀虫止痒；虚者为肝肾阴虚、以虚为主、重在养血，当滋养肝肾阴血、润燥止痒。可分别取太冲穴、行间穴、阳陵泉穴、血海穴、三阴交穴、八髎穴（见86页）等施灸。此外，外阴瘙痒的患者非常适合坐灸，可用艾条或艾灸器燃熏女性的会阴和臀部，让药力直达病灶，祛湿止痒，改善女性阴部区域的血液循环和健康环境。

养气血小妙招

八髎即上髎、次髎、中髎、下髎之合称，具体部位相当于骶骨上的4对骶后孔，左右共8穴。八髎穴是治疗妇科病的常用穴位区域，支配着盆腔内脏器官的神经血管，是调节女性身体气血的总开关。八髎穴所在的这个区域，正好是女性盆腔所在的位置，邻近子宫。而妇科的一切疾病，又都与子宫有着紧密的联系。在八髎穴附近找到痛点按揉，或每天擦热八髎穴，可治疗生殖系统方面的疾病。

穴位	灸法	时长
太冲穴、行间穴、阳陵泉穴、血海穴、三阴交穴	温和灸	每穴灸15~20分钟

太冲穴

【定位】归属足厥阴肝经。沿第1、第2趾间横纹向足背推，有一凹陷处即是。

【灸法】温和灸15~20分钟。

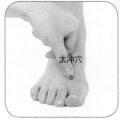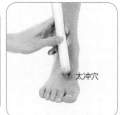

行间穴

【定位】归属足厥阴肝经，在足背第1、2趾间，趾蹼缘的后方赤白肉际处。

【灸法】温和灸15~20分钟。

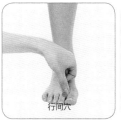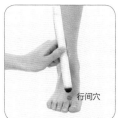

阳陵泉穴

【定位】归属足少阳胆经。膝关节外下方，腓骨小头前下方凹陷处。

【灸法】温和灸15~20分钟。

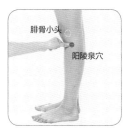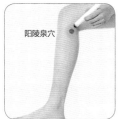

血海穴

【定位】归属足太阴脾经。屈膝90度，手掌伏于膝盖上，拇指与其他四指呈45度，拇指尖处。

【灸法】温和灸15~20分钟。

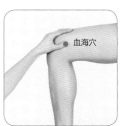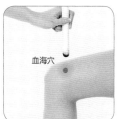

三阴交穴

【定位】此穴为足太阴脾经、足少阴肾经、足厥阴肝经交会之处。正坐或仰卧，胫骨内侧后缘，内踝尖直上4横指处。

【灸法】温和灸15~20分钟。

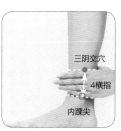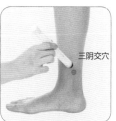

心肝肾三脏齐用力，告别冷淡求性福

《素问·六节藏象论》："肾者主蛰，封藏之本，精之处也。"肾精和肾气旺盛，才能维持人体生殖机能的旺盛，性冷淡多从补养肾精肾气入手。

肾气充盛才能孕育生命

《黄帝内经》曰："肾者，作强之官，伎巧出焉。"许多人大惑不解，其实这是祖先给我们留下的玄机。我们都知道，承担人精神生活的是心与肝，负责物质生活吃和穿的是脾和肺，显然性生活就成了肾的职责，故前人注解时特地指出"男女媾精，人物化生，伎巧从是而出"。试想一下在人的诸多功能中，有什么比性更需要高强度的能量输出，复杂多变的技巧和技术呢？人之欲望"食色性也"，后天之本在脾，主运化，与食对应，先天之本在肾，主生长、生殖，与性对应。

其实，与人性欲密切相关的还有心，心主神明和意识，所以西方医学专家提出，人体最大的性器官是大脑。

所以中医认为，只有心智清晰、肾气充盛，人才能筋骨强健、动作敏捷、精力充沛，去完成机体的孕育繁衍功能，以延续生命。

强肾疏肝增情趣

性冷淡，医学上属于一种性生活接应能力和初始性行为水平皆有降低的病理状态，通俗地讲就是性欲低下、性厌恶。

造成女性性冷淡的原因十分复杂，既有生理也有心理的因素。如机体内分泌功能异常（雌激素、雄激素水平下降）、强烈的精神打击、工作过于疲劳、营养不良（缺铁）、身体疾病（糖尿病、卵巢早衰）、使用了某种药物（避孕药、安眠镇静剂等），以及曾有过不愉快的性经历、对性生活的恐惧心理等。

古代中医文献中将女性性冷淡称为"阴痿"，认为其发生的主要原因有三点：一是天癸不足、肾精匮乏；二是气血耗伤、心脾两虚；三是心情压抑、肝气郁积。前两者重在进补，可取肾、脾、心三经之穴施灸，补肾强精、健脾益气、养心生血；后者重在疏通，可取肝经之穴施灸，调肝理气。

养气血小妙招

女性性冷淡若是肾阳不足所致，可先将附子切细研末，以黄酒调和成厚度约0.5厘米，直径约2厘米的饼状，随后放置于腹部大巨穴（下腹部，脐下2寸，前正中线旁开2寸），点燃艾炷施灸。中医认为，附子辛温大热，最补人肾中之阳，对各种阳虚阴盛之证尤为合适。灸时，可不断更换附子饼重复燃灸，直至皮肤出现红晕为止。

穴位	灸法	时长
足三里穴、阴陵泉穴、三阴交穴、太冲穴、涌泉穴	温和灸、回旋灸	每穴灸 15~20 分钟

足三里穴

【定位】归属足阳明胃经。位于外膝眼下3寸（4横指），胫骨外侧约1横指处。

【灸法】温和灸或回旋灸15~20分钟。

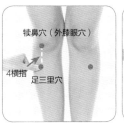
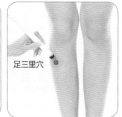

阴陵泉穴

【定位】归属足太阴脾经。拇指沿小腿内侧骨内缘向上推，抵膝关节下，胫骨向内上弯曲凹陷处即是。

【灸法】温和灸或回旋灸15~20分钟。

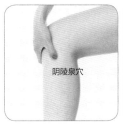
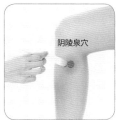

三阴交穴

【定位】此穴为足太阴脾经、足少阴肾经、足厥阴肝经交会之处。正坐或仰卧，胫骨内侧后缘，内踝尖直上4横指处。

【灸法】温和灸或回旋灸15~20分钟。

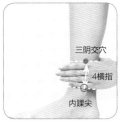
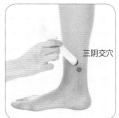

太冲穴

【定位】归属足厥阴肝经。沿第1、2趾间横纹向足背推，有一凹陷处即是。

【灸法】温和灸或回旋灸15~20分钟。

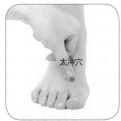
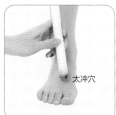

涌泉穴

【定位】归属足少阴肾经。卷足，足底前1/3处可见有一凹陷处，按压有酸痛感处。

【灸法】温和灸或回旋灸15~20分钟。

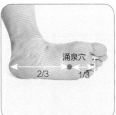
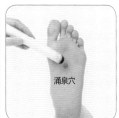

分清湿热和湿浊，防治妇人带下病

《诸病源候论》："带下病者，由劳伤血气，损动冲脉、任脉，致令其血与秽液兼带而下也。"防治带下病可取带脉穴（见47页）。带脉穴位于带脉上，具有健脾利湿、调经止带的功效。

女性生殖系统是"多事"地带

据调查，年轻女性中有近40%的人，曾患有妇科炎症；有90%以上的女性朋友，在其一生中至少患过一或两次妇科炎症。妇科炎症为何如此高发？

首先，这是由女性生理与解剖结构的特殊性所决定的。女性的阴道、尿道、肛门的位置非常接近，所以女性的生殖系统是一个非常脆弱敏感的"多事"地带，一旦遭遇细菌、滴虫等致病微生物感染，就很容易引发局部炎症。女性的盆腔与外界是相通的，因而它还是许多全身性疾病的"发源地"。

其次，一些女性的不良卫生习惯，多次的人工流产手术等，也是造成部分妇科炎症频发的原因之一。

带下病先治脾

临床上较常见的妇科炎症有阴道炎、宫颈炎、盆腔炎等，由于这些疾病都发生在人的带脉之下，以白带的量、色、质、气味异常为主要症状，故常被中医称为"带下病"。究其病因有二。

1. 女子处于经期、排卵期、产后时，机体较为虚弱，湿邪容易乘虚而入，内侵子宫，令任脉损伤、带脉失约。

2. 原本脾胃虚弱、运化失职，水湿内停、下注任带；或肾阳不足、气化失常、湿毒蕴结于子宫；或素体阴虚，再感受湿热之邪而伤及任带。

分清湿热和湿浊

中医认为，带下俱是湿证，诸湿肿满皆属于脾，所有的妇科炎症（带下病），都是湿邪惹的祸。因而治带必先祛湿，祛湿必先理脾。但祛湿尚须分清湿热和湿浊的区别。前者带下量多、色黄、质稠、臭秽，阴中潮红、灼热、肿痛，口干尿赤，后者带下量多、色白、质黏、有腥味，阴中下坠肿胀、腹胀纳呆、大便溏泻。

穴 位	灸 法	时 长
太冲穴、曲泉穴、中都穴、阴陵泉穴、脾俞穴	温和灸、回旋灸	每穴灸 15~20 分钟

湿热下注

太冲穴

【定位】归属足厥阴肝经。沿第1、2趾间横纹向足背推，有一凹陷处即是。

【灸法】温和灸或回旋灸15~20分钟。

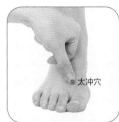
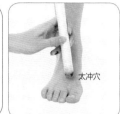

曲泉穴

【定位】归属足厥阴肝经。屈膝，当膝内侧横纹头上方，半腱肌、半膜肌止端的前缘凹陷处。

【灸法】温和灸或回旋灸15~20分钟。

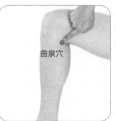
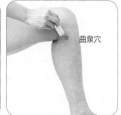

中都穴

【定位】归属足厥阴肝经。位于内踝上7寸，胫骨内侧面的中点或胫骨后缘处。

【灸法】温和灸或回旋灸15~20分钟。

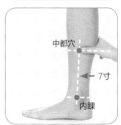
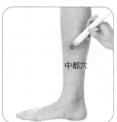

湿浊下注

阴陵泉穴

【定位】归属足太阴脾经。拇指沿小腿内侧骨内缘向上推，抵膝关节下，胫骨向内上弯曲凹陷处即是。

【灸法】温和灸或回旋灸15~20分钟。

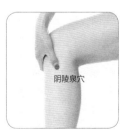
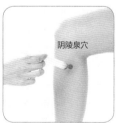

脾俞穴

【定位】归属足太阳膀胱经。肚脐水平线与脊柱相交椎体处，往上推3个椎体，后正中线旁开2横指处。

【灸法】温和灸或回旋灸15~20分钟。

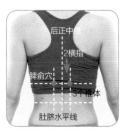
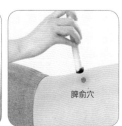

灸会阴固盆底，消解难言之隐

《针灸大成》："*两阴间，任督冲三脉所起，督由会阴而行背，任由会阴而行腹，冲由会阴而行足少阴。*"会阴穴（见162页）为任脉之首穴，位于前后二阴之间，故以治疗二阴病为主。

盆底松弛会导致排尿不受控

盆底肌是指封闭骨盆底的肌肉群，它犹如一张吊网，将女性下腹部诸多重要脏器，如子宫、阴道、膀胱、直肠等紧紧吊住，使它们能够各就其位，维持稳定的工作状态。有不少女性，由于长期久坐，缺少运动，腹压过大，尤其是经历了妊娠、分娩后，因盆底肌松弛、盆底血液循环不佳、本体感觉缺失等原因，出现大便在直肠内残留，排便无力、便急、便不尽；大笑、咳嗽、快走、跑步、跳跃时，尿液常不受控制，失禁渗出；夫妻性生活冷淡，缺乏性趣甚至性交疼痛；下身有异物感、反复的阴道或尿道感染；更有甚者，发生子宫、膀胱脱垂甚至阴道前后壁膨出。

温阳固涩解除难言之隐

女性的生理结构与男性有所不同，她在盆底处有3个出口（尿道、阴道、肛门），中医将这些都称为"阴器"，由肝经所绕。五脏中肝肾同源，肾主二阴，司开阖，在前阴，它助膀胱气化、经尿道排泄尿液，通子宫冲任，经阴道疏泄经血、孕育生命；在后阴，它掌控谷道（直肠到肛门），经魄门（肛门）排出粪便。若是肾阳不足、命门火衰，无以温煦脾阳；或脾阳不振、气血虚衰，不能充养肾阳，就会导致下元不固、封藏失职、摄纳无权，引发女性的排便无力、尿失禁、性冷淡、器官脱垂等异常。中医中脾主统、肾主藏，所以艾灸当以温阳固涩为原则。

养气血小妙招

会阴穴，位于人体肛门和生殖器的中间凹陷处，是任脉与督脉，阴阳二气交会之处。百会穴（见23页）为阳、上接天气，会阴为阴、下收地气，二者呈一直线，相互依存、遥相呼应、统摄真气、平衡阴阳，维持着体内气血的正常运行。女性的任脉、督脉、冲脉三脉都起源于子宫，所以每天按摩会阴穴（见162页）、长强穴、命门穴3~5分钟，不仅可益肾壮阳，温养子宫，疏通任脉、督脉、冲脉三脉，促进气血的循环与交接，调节女性的生殖系统、内分泌系统等功能；而且可治疗女性"经、带、胎、产"以及便血、便秘、尿频、夜尿、性冷淡等病症。

穴 位	灸 法	时 长
长强穴、命门穴、肾俞穴、膀胱俞穴、曲骨穴	温和灸、艾盒灸	每穴灸15~20分钟

长强穴

【定位】归属督脉。位于尾骨尖端下，尾骨尖端与肛门连线的中点处。

【灸法】温和灸15~20分钟。

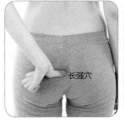
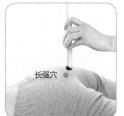

命门穴

【定位】归属督脉。肚脐水平线与后正中线交点，按压有凹陷处。

【灸法】温和灸或艾盒灸15~20分钟。

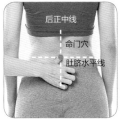
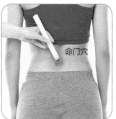

肾俞穴

【定位】归属足太阳膀胱经。肚脐水平线与脊柱相交椎体处，后正中线旁开2横指处。

【灸法】温和灸或艾盒灸15~20分钟。

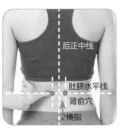
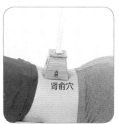

膀胱俞穴

【定位】归属足太阳膀胱经。两侧髂前上棘连线与脊柱交点，往下推3个椎体，旁开2横指处。

【灸法】温和灸或艾盒灸15~20分钟。

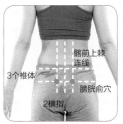
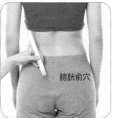

曲骨穴

【定位】归属任脉。前正中线上，下腹部向下摸到一横着走行的骨性标志上缘。

【灸法】温和灸或艾盒灸15~20分钟。

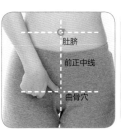
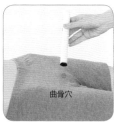

肾阳不足五更泻，艾灸添火温命门

《寿世保元·泄泻》："五更泄者，肾泄也。"清晨五更之时即泄，多因肾阳虚所致。温灸或隔盐灸命门穴能温阳止泻。

五更泻的特点

五更，也就是现在所说的凌晨3点到5点的时候。所谓"五更泻"，往往具有两个特点。

1. 有时间特征，腹泻时间大多发生在早晨鸡鸣时段。

2. 有持续性，不仅腹泻的时间较为固定，且次数频繁，基本上每天都有。

古人认为：五更时段天尚未亮起，经过了一昼夜，为一天中阴气较重的时刻，但此时天又即将亮起，故它属于阴中之阳，处于阴阳转换之际。若是脾肾阳虚，就容易导致"五更泻"，因而中医又将"五更泄泻"叫作"肾泻"。肾阳为人之命门，内藏命门之火，一旦命门火衰，肾阳温煦无力，不能温振脾阳，导致脾胃虚寒、健运无序、升清别浊功能失常，清不升、浊不降，便会出现大便泄泻。

前代医家对"五更泻"的成因和表现看法较为一致，如明代名医薛己在其《内科摘要》中记载："……治肾泄，在清晨五更泻，饮食不进，或大便不实……"；清初三大医家之一的张璐在其《张氏医通》中则阐释得更为详尽："五更泻，是肾虚失其闭藏之职也。经曰，肾司开阖，肾开窍于二阴。可见肾不但治小便，而大便之开阖，皆肾操权也。今肾既衰，则命门之火熄而水独治，故令人水泻不止。其泻每在五更。"

五更泻常伴有失眠、神经衰弱、记忆力下降

由于"五更泻"多为脾肾阳虚所致，所以这些女性患者，除了泄泻外，还常伴有精神衰弱、睡眠不佳、记忆力下降、腰膝酸软、四肢不温等不适。对此病症中医往往会推荐用艾条灸温补命门穴、腰阳关穴等督脉、太阳经穴，让阳气（热量）直入命门，人体有"两肾如汤煎"，腰部、头顶出一层汗的感觉。

养气血小妙招

命门穴具有补肾壮阳的功效。"命"即生命，"门"即门户，肾为生命之源，穴在两肾之间，相当于肾气出入之门户，故名"命门穴"，是男子藏精、女子系胞之处。女性每天按摩命门穴3分钟，可治疗月经不调、四肢冰冷等疾病。

穴位	灸法	时长
命门穴、腰阳关穴、脾俞穴、肾俞穴、气海穴	温和灸、艾盒灸	每穴灸 15~20 分钟

命门穴

【定位】归属督脉。肚脐水平线与后正中线交点，按压有凹陷处。

【灸法】温和灸或艾盒灸15~20分钟。

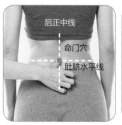 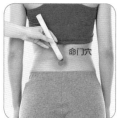

腰阳关穴

【定位】归属督脉。两侧髂前上棘连线与脊柱交点处，可触及一凹陷处。

【灸法】温和灸或艾盒灸15~20分钟。

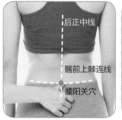 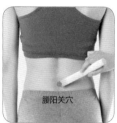

脾俞穴

【定位】归属足太阳膀胱经。肚脐水平线与脊柱相交椎体处，往上推3个椎体，后正中线旁开2横指处。

【灸法】温和灸或艾盒灸15~20分钟。

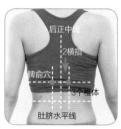 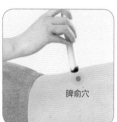

肾俞穴

【定位】归属足太阳膀胱经。肚脐水平线与脊柱相交椎体处，后正中线旁开2横指处。

【灸法】温和灸或艾盒灸15~20分钟。

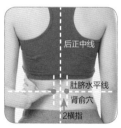 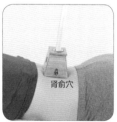

气海穴

【定位】归属任脉。在下腹部，前正中线上，肚脐中央向下约2横指处。

【灸法】温和灸或艾盒灸15~20分钟。

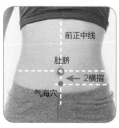 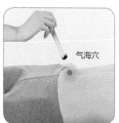

女人便秘毒素多，艾灸排毒美容颜

《素问·金匮真言论》："肾……开窍于二阴。" 肾阳气虚则会推动无力而致便秘。多艾灸后背的肾俞穴可以（见59页）补肾阳。

女人比男人更易便秘

据报道，女性便秘的发病率是男性的两倍，并有逐渐上升的趋势。首先这是由男女不同的生理构造所决定的，女性的直肠前方是子宫，而男性直肠前方为膀胱。所以在女性的月经期、妊娠期，受体内激素水平的影响，子宫会有所变化，从而在盆腔内挤压直肠，令直肠的弯曲度增大，大便自然通过缓慢；同时，经期时机体所分泌的黄体生成素、雌激素，具有抑制大肠蠕动、延缓肠道运动的功能，也是导致女性月经前便秘的原因；再者，女性盆底肌肉较男性更为薄弱，妊娠时的胎儿压迫，平时缺少运动、肌肉松弛、排便时腹肌力量相对不足，这些都会造成女性比男性更易便秘。

长期便秘会导致肥胖、痤疮、口臭

长期便秘对女性的健康危害极大，它会延缓体内各种代谢产物的排泄，从而导致机体新陈代谢的失调、内分泌功能的紊乱、营养结构的不平衡，引发皮肤色素沉积、瘙痒，毛发干枯，黄褐斑，痤疮，食欲不振，口干口臭，情绪烦躁，形体肥胖，肛裂，痔疮，大便出血，直肠癌等问题。

便秘分冷、热、虚、气

中医认为，造成女性便秘的原因主要有脾肾虚寒（冷秘）、津液不足（虚秘）、燥热内结（热秘）、气机郁滞（气秘）四种类型。

冷秘： 常见于脾肾阳虚的女性，由于体内阳气不足，肠道蠕动无力，大便在肠道长期停滞不下。

热秘： 主要由长期不健康饮食习惯所致，过食辛辣、膏粱厚味，导致火热灼伤阴液，肠道燥热便秘。

虚秘： 多为血虚津亏之人，因肠内津液不足、滋润无力，令粪便干结难除。

气秘： 部分女性情绪忧郁、气机阻滞，使得大肠传输缓慢无力，大便停留为气秘。气秘主要表现为欲便不得出，或便而不爽，肠鸣矢气，腹中胀痛，嗳气频作，纳食减少，胸胁痞满。

穴位	灸法	时长
足三里穴、上巨虚穴、支沟穴、天枢穴、阳陵泉穴	温和灸	每穴灸 15~20 分钟

足三里穴

【定位】归属足阳明胃经。位于外膝眼下3寸（4横指），胫骨外侧约1横指处。

【灸法】温和灸15~20分钟。

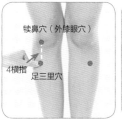
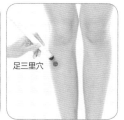

上巨虚穴

【定位】归属足阳明胃经。正坐屈膝，确定足三里穴的位置，从足三里穴向下4横指，凹陷处即是。

【灸法】温和灸15~20分钟。

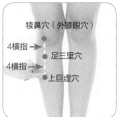
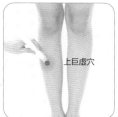

支沟穴

【定位】归属手少阳三焦经。前臂背侧腕背横纹上4横指 。

【灸法】温和灸15~20分钟。

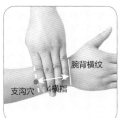
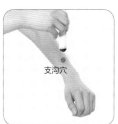

天枢穴

【定位】归属足阳明胃经。是手阳明大肠经募穴，位于腹部，肚脐旁开3横指，按压有酸胀感处。

【灸法】温和灸15~20分钟。

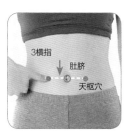
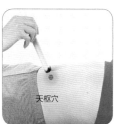

阳陵泉穴

【定位】归属足少阳胆经。膝关节外下方，腓骨小头前下方凹陷处。

【灸法】温和灸15~20分钟。

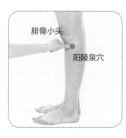
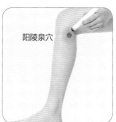

女人多痔疮，宜灸大肠经和肺经

《素问·生气通天论》："因而饱食，筋脉横解，肠澼为痔。"嗜食辛辣、肥甘、厚味的食物，使燥热内生，从而引发痔疮，所以预防痔疮要饮食清淡。

妊娠会加重痔疮

痔疮是一种非常多见的肛肠疾病，由于女性生理结构上的特殊性，再加上怀孕、生产等原因，如妊娠期因胎儿增大，盆腔静脉受到压迫，妨碍血液循环，导致肛门直肠底部及肛门黏膜的静脉丛发生曲张。

除此之外，女性因产后腹腔空虚、腹壁肌肉松弛、活动减少等因素，常会出现胃肠蠕动困难、大便排解无力，甚至数日无便。如果粪便长时间滞留、干硬秘结，强力排便时，就很容易损伤肛门直肠，引发痔疮。这样不仅使得女性罹患痔疮的概率要比男性高，并且原有的痔疮也有可能进一步加重。

有研究报告指出，男性痔疮的发病率为53.9%，而女性痔疮的发病率为67%。

更年期痔疮高发

女性的更年期也是痔疮的高发期，此时与肛门功能有关的组织，如括约肌、肛提肌、耻骨直肠肌等非常虚弱无力，肛门功能下降，从而诱发痔疮。

造成女性痔疮多发最主要的原因，就是直肠肛门底部、肛门黏膜处血液循环不良，而艾灸正好具有强大的温补、温通、行气、活血、化瘀、利湿、消肿等功能。通过艾灸可以大大改善肛门四周的血液循环，令凸起、膨大的静脉血管有所收缩。

养气血小妙招

二白穴为经外奇穴，在前臂掌侧，腕横纹上4寸，桡侧腕屈肌腱的两侧，一侧二穴，是治疗痔疮的经验穴。如厕时久蹲不下，感到疼痛难忍，揉揉二白穴，就能有效缓解疼痛。

根据中医理论，肛门为魄门，通肺与大肠，故可灸手足阳明经、任督脉上的足三里穴、曲池穴、中脘穴（见115页）、关元穴、大肠俞穴、百会穴等，以缓解和消除肛门肿痛；若有出血时，可灸百会穴，益气止血。

穴位	灸法	时长
足三里穴、曲池穴、关元穴、大肠俞穴、百会穴	温和灸、艾盒灸	每穴灸15~20分钟

足三里穴

【定位】归属足阳明胃经。位于外膝眼下3寸（4横指），胫骨外侧约1横指处。

【灸法】温和灸15~20分钟。

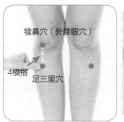
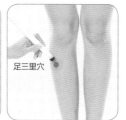

曲池穴

【定位】归属手阳明大肠经。轻抬手臂，肱骨外上髁与肘横纹终点连线的中点处即是。

【灸法】温和灸15~20分钟。

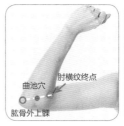
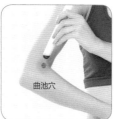

关元穴

【定位】归属任脉。在下腹部，前正中线上，肚脐中央向下4横指处。

【灸法】温和灸或艾盒灸15~20分钟。

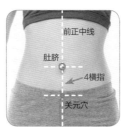
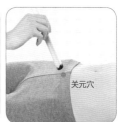

大肠俞穴

【定位】归属足太阳膀胱经。两侧髂前上棘连线与脊柱交点，旁开2横指处。

【灸法】温和灸或艾盒灸15~20分钟。

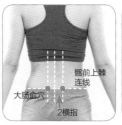
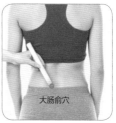

百会穴

【定位】归属督脉。两耳尖与头前正中线相交处，按压有凹陷处。

【灸法】温和灸15~20分钟。

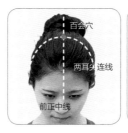
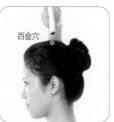

湿疹难愈，首要任务是除水湿

《医宗金鉴》："此症初生如疥，瘙痒无时，蔓延不止，抓津黄水，湿淫成片，由心火脾湿受风而成。"脾失健运，津液不布，水湿蓄积，停滞于内，浸淫肌肤，而发湿疹。湿疹多选脾经阴陵泉穴施灸。

湿疹多由外感湿毒或脾虚湿困所致

湿疹是一种由多因素引发的过敏性疾病，皮肤时常会出现瘙痒、破损、水疱、糜烂等症状，具有对称性、渗出性、瘙痒性、多形性、复发性等特点。中医称为"湿毒疮"或"湿气疮"，由外感湿毒或脾虚湿困所致。它的发作常常与气候环境变化、化学物质、过度的精神紧张、生活节奏过快等关系较为密切。

由于湿性黏滞、重着，并常夹杂风、寒、热等邪，所以若湿邪不去，即便吃再多的药物，也是"隔靴搔痒""隔山打牛"，此时如能巧用祛湿之法，便可得心应手、独辟蹊径。

艾灸益气助阳，帮助去除湿疹

中医认为"水湿相通，湿者水也"，因而湿疹，病虽发于皮肤，其根还在脾肺。因为脾主运化水湿，肺为水之上源、主皮毛，所以首先可取艾草等药物的纯阳之气，利用它芳香浓烈、善于行走流通，具有促进体内血液和淋巴循环，加速水气代谢的特点，益气助阳、行气化湿；再以温灸所燃之火，熏灼与人体水液代谢最为密切的肺经、脾经、肾经、膀胱经、三焦经等穴位，以及手阳明大肠经上的曲池穴、合谷穴，和足阳明胃经上的足三里穴、丰隆穴，以温补气血、疏通经络、宣肺逐水、健脾化湿，让水湿经皮毛、膀胱、大肠等器官宣泄而出。

养气血小妙招

阴陵泉穴是足太阴脾经五输穴的合穴，五行属水，有健脾利湿、调补肝肾之功。大凡涉及内脏水湿之疾，如腹满水肿、小便不利，取之有消源导流利水之妙。夏季多雨，暑湿之邪阻滞经络，故应谨防湿邪，可每天按摩阴陵泉穴10~15分钟。

穴位	灸法	时长
曲池穴、阴陵泉穴、足三里穴、丰隆穴、合谷穴	温和灸	每穴灸15~20分钟

曲池穴

【定位】归属手阳明大肠经。轻抬手臂，肱骨外上髁与肘横纹终点连线的中点处即是。

【灸法】温和灸15~20分钟。

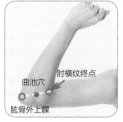
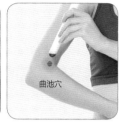

阴陵泉穴

【定位】归属足太阴脾经。拇指沿小腿内侧骨内缘向上推，抵膝关节下，胫骨向内上弯曲凹陷处即是。

【灸法】温和灸15~20分钟。

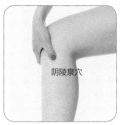
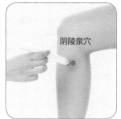

足三里穴

【定位】归属足阳明胃经。位于外膝眼下3寸（4横指），胫骨外侧约1横指处。

【灸法】温和灸15~20分钟。

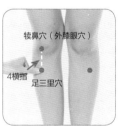
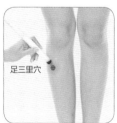

丰隆穴

【定位】归属足阳明胃经。犊鼻穴与外踝前缘平外踝尖处连线中点，距胫骨前缘2横指。

【灸法】温和灸15~20分钟。

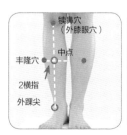
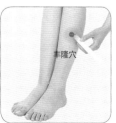

合谷穴

【定位】归属手阳明大肠经。一手轻握拳，另一手握拳外，拇指指腹垂直下压处。

【灸法】温和灸15~20分钟。

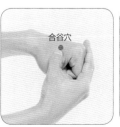
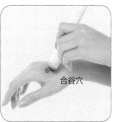

缓解女人偏头痛，玄机在腿上

《兰室秘藏·头痛门》："如头半寒痛者，先取手少阳、阳明，后取足少阳、阳明，此偏头痛也。"偏头痛的治疗多选取手足少阳、阳明经穴。

偏头痛偏爱女性

头为诸阳之会、位居高巅，三阳六腑的清阳之气皆会于此，三阴五脏的精华之血皆注于此。且"脑为髓之海"，为肝肾精血所养，如果情志不畅、肝气郁滞、化火生风、耗伤精血，上扰头面巅顶，则易诱发偏头痛。

根据流行病学研究：20%左右的女性和6%~7%的男性有偏头痛病史，所以偏头痛的发病率，女性要比男性高很多。偏头痛以搏动样疼痛为主，部位不固定，或左或右，或颞额或巅顶，一般持续数小时，可伴有恶心、呕吐。当遭受声、光、情绪刺激，或月经来临前头痛会加重。

中医认为，若风邪侵袭、情志内伤、饮食不节、忧思劳累、久病致瘀，就可能引发机体脏腑功能的失调，造成肝风内动、痰浊上阻、瘀血内滞，从而出现偏头痛。

疏通胆经是治疗偏头痛的第一要务

从外眼角至太阳穴附近，以及眉骨和头面部两侧，这些都是胆经的循行范围，因此偏头痛无论是何种原因所致，疏通胆经是第一要务。

阳陵泉穴是胆经的合穴（入海口），《黄帝内经》中称"合治内府"，所以只要是属于六腑的胆出了问题，当先找阳陵泉穴加以解决。

肝胆又互为表里，肝为脏主藏、胆为腑主泻，所以作为胆经原穴的丘墟穴，具有双向调节肝胆这一脏一腑的作用。

足临泣穴是胆经和带脉的交会穴，在临床上治疗偏头痛效果极佳。

根据中医"上病下取""左病右取""右病左取"的治疗原则，治疗偏头痛的最佳之处，是位于人体小腿外侧、足背上的胆经诸穴，若是左侧偏头痛，可取右侧胆经的穴位，若是右侧偏头痛，则取左侧胆经的穴位。

▼ 根据中医"上病下取"的治疗原则，治疗偏头痛的最佳穴位为阳陵泉穴，每日隔姜灸3~5壮，可有效缓解症状。

穴位	灸法	时长
阳陵泉穴、丘墟穴、足临泣穴、风市穴、光明穴	温和灸、回旋灸、隔姜灸	每穴灸15~20分钟

阳陵泉穴

【定位】归属足厥阴肝经。在小腿外侧，膝关节外下方，腓骨小头前下方凹陷处。

【灸法】温和灸或回旋灸15~20分钟；或隔姜灸，每日3~5壮。

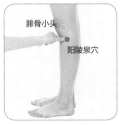 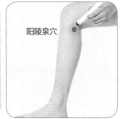

丘墟穴

【定位】归属足厥阴肝经。位于足外踝的前下方，当趾长伸肌腱的外侧凹陷处。

【灸法】温和灸或回旋灸15~20分钟。

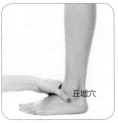 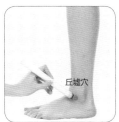

足临泣穴

【定位】归属足厥阴肝经。位于足背外侧，第4趾、小趾跖骨夹缝中。

【灸法】温和灸或回旋灸15~20分钟。

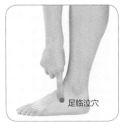 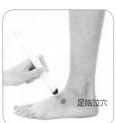

风市穴

【定位】归属足厥阴肝经。直立垂手，手掌并拢伸直，中指指尖处。

【灸法】温和灸或回旋灸15~20分钟。

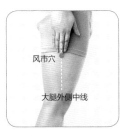 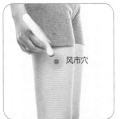

光明穴

【定位】归属足厥阴肝经。外踝尖直上4横指，再上3横指处即是。

【灸法】温和灸或回旋灸15~20分钟。

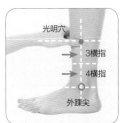 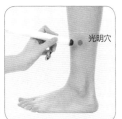

艾灸升阳气，改善女性低血压

《灵枢·口问》："故上气不足，脑为之不满，耳为之苦鸣，头为之苦倾，目为之眩。"无虚不能作眩，在治疗上当以治虚为主。

身体瘦弱容易低血压

日常生活中有不少年轻女性，尤其是身体瘦弱者，经常会出现精神疲惫、大脑昏沉、工作效率不高的状况，血压检测低于90/60毫米汞柱，成了低血压症的高发人群。此时，由于流至大脑的血压过低，极易导致脑动脉供血不足，出现头晕头痛、耳鸣目眩、形体疲劳、脸色苍白等症状；严重时可有直立性眩晕、四肢发冷、胸闷心悸、呼吸困难、视力和听力下降，甚至昏厥、跌倒等异常。

虽然年轻女性以体质性低血压较为多见，但不能完全排除其他一些病理性因素，低血压患者如果症状比较严重，须排查一下是否存在其他器质性病变的可能。

艾灸提阳气升血压

低血压在中医中属于虚损、眩晕、晕厥等范畴，主要是由于阳气虚弱、中气下陷，或阴血不足、气阴两虚，从而影响到大脑细胞血糖和血氧的供应，导致脑失滋养。

所以温灸治疗女性体质性低血压症，当以益气补血、升提阳气、滋养髓海为主，可取百会穴、大椎穴、膻中穴、气海穴、神阙穴、关元穴（见37页）、足三里穴（见33页）等。

除艾灸治疗外，血压低的女性平时应注意两个方面，一是多补充营养，可酌情适量选用人参、黄芪等进补。每天应保证一定的食盐摄入量，并多吃富含蛋白质的食物，如鱼、虾、瘦肉、蛋类和豆制品等；同时加强体育锻炼，提高自身的免疫调节功能。临床研究表明，适量、定期锻炼对调节低血压症状有显著的效果。

养气血小妙招

大椎穴是手太阳小肠经、手阳明大肠经、手少阳三焦经、足太阳膀胱经、足阳明胃经、足厥阴肝经、督脉的交会穴，为"诸阳之会"，阳主表，取之通阳解表，是外感病退热之要穴。按揉大椎穴，可治颈项疼痛。在大椎穴拔罐20~30分钟，可治感冒、头痛、咳嗽、气喘。

穴位	灸法	时长
百会穴、大椎穴、膻中穴、气海穴、神阙穴	温和灸、艾盒灸	每穴灸 15~20 分钟

百会穴

【定位】归属督脉。两耳尖与头前正中线相交处，按压有凹陷处。

【灸法】温和灸15~20分钟。

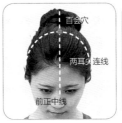
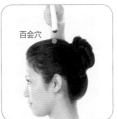

大椎穴

【定位】归属督脉。正坐，把手放在颈后，低头时位于椎骨最高隆起处的下方。

【灸法】温和灸或艾盒灸15~20分钟。

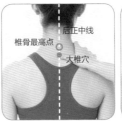
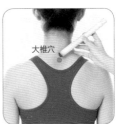

膻中穴

【定位】位于胸部前正中线上，两乳头之间的中点，人体任脉上的主要穴位之一。

【灸法】温和灸或艾盒灸15~20分钟。

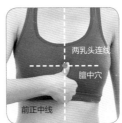
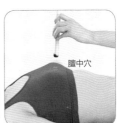

气海穴

【定位】归属任脉。在下腹部，前正中线上，肚脐中央向下约2横指处。

【灸法】温和灸或艾盒灸15~20分钟。

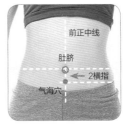
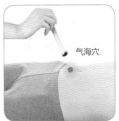

神阙穴

【定位】归属任脉。位于腹部肚脐孔中央处。

【灸法】温和灸或艾盒灸15~20分钟。

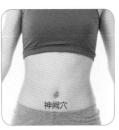
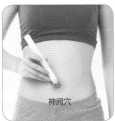

呵护女人的胃，还须关注肝和脾

《诸病源候论》："*脾胃二气相为表里，胃受谷而脾磨之，二气平调，则谷化而能食。*"胃病除了选择胃经穴位外，还可从脾经来调养。

治胃不能忘了脾

与脾相比，胃属六腑，六腑以通为顺、以降为和，故脾主升、胃主降。女性若因饮食不节、嗜生冷辛辣，气血虚弱、腰腹受凉，经期紊乱、胎气上逆等原因，导致脾失运化、胃不通降，就可造成体内食物的传送功能发生障碍，引发胃痛、腹胀、反酸、恶心、呕吐、食欲不振、消化不良等不适。脾胃一脏一腑、一阴一阳、一升一降，它们互用互动，原本是一家，所以治胃切不可忘了脾。

情绪不好伤脾胃

中医认为，肝属木、脾（胃）属土，肝与脾胃、木土相克；肝的疏泄条达，助脾之运化、令清阳生发，助胃受纳腐熟、使浊阴下降。

正如《黄帝内经》所说的"土得木而达"。但由于女性生理和心理上的特点，天性就较重感情、多愁善感，最易发生情绪冲突，"怒伤肝""思伤脾"，非常容易因肝的疏泄太过或不及，导致肝脾（胃）不和。所以女性七情郁结最易伤肝，一旦肝木有病、木贼侮土，便会影响脾胃功能；相反，脾胃发病，又会导致土壅木郁，加重肝气不调。故清代中医温病学家叶天士称"肝为起病之源，胃为传病之所"。

据文献报道，女性发生脾胃疾病的病程及严重程度，与情志因素呈显著性相关。故治疗脾胃疾病，艾灸须以肝、脾、胃三经为主，可配肝俞穴、脾俞穴、太冲穴（见25页）、足三里穴（见33页）等，疏肝行气、健脾助运；胃以通为用，可取中脘穴、天枢穴、胃俞穴（见33页）、梁门穴等，来促进胃气的通降和下泄。

养气血小妙招

"合治内府"为《内经》选穴原则之一，指足三阳经上的六腑合穴主治六腑病症。即胃合于足三里穴，膀胱合于委中穴（膝盖后凹陷中央的腘横纹中点处），胆合于阳陵泉穴（见25页），大肠合于上巨虚穴（见105页），小肠合于下巨虚穴（见162页），三焦合于委阳穴[膝盖后凹陷中央的腘横纹外侧（远于正中面者为外），股二头肌腱内侧处]，分别主治各自六腑病症。经常按摩这些合穴，可以治疗对应六腑的疾病。

穴位	灸法	时长
肝俞穴、脾俞穴、中脘穴、天枢穴、梁门穴	温和灸、艾盒灸	每穴灸 15~20 分钟

肝俞穴

【定位】归属足太阳膀胱经。肩胛骨下角水平
连线与脊柱相交处，往下推2个椎体，
后正中线旁开横指处。

【灸法】温和灸或艾盒灸15~20分钟。

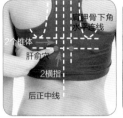 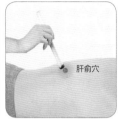

脾俞穴

【定位】归属足太阳膀胱经。肚脐水平线与脊
柱相交椎体处，往上推3个椎体，后
正中线旁开2横指处。

【灸法】温和灸或艾盒灸15~20分钟。

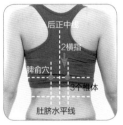 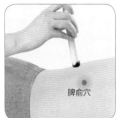

中脘穴

【定位】归属任脉。在上腹部，后正中线上，
肚脐中央向上两个横指处即是。

【灸法】温和灸或艾盒灸15~20分钟。

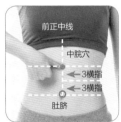 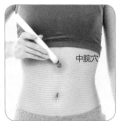

天枢穴

【定位】归属足阳明胃经。是手阳明大肠经募
穴。仰卧，取肚脐与胸剑联合连线的
中点，再水平旁开3横指处即是。

【灸法】温和灸或艾盒灸15~20分钟。

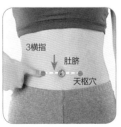 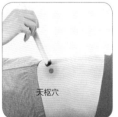

梁门穴

【定位】归属足阳明胃经。位于脐中上2个3
横指，前正中线旁开3横指处。

【灸法】温和灸或艾盒灸15~20分钟。

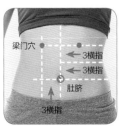 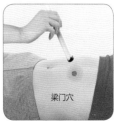

盆腔炎症危害大，艾灸中极穴来帮忙

《景岳全书》："*或由经期或由产后，凡内伤生冷或外受风寒或恚怒伤肝，气逆而血流……*" 对于寒湿引起的盆腔炎，可用黄豆大艾炷灸中极穴、次髎穴（见86页）、三阴交穴（见27页），每穴各10壮，灸至局部潮红，每日或隔日1次。

盆腔炎最大的危害是不孕

临床医学上的盆腔炎，是指女性盆腔内的各种生殖器官，及其周围组织、盆腔腹膜所发生的炎症；既可以是一个部位单独发病，也可以是几个部位同时发病。它除了有恶寒、高热、下腹疼痛、白带增多、腰腹部坠胀等症状外，还常可并发其他疾病，其中最大的危害就是会造成女性不孕。

由于盆腔与腹膜相连，向上可达肾脏周围，急性盆腔炎如果没有得到及时治疗，炎症不仅可扩散至输卵管、盆腔、腹膜等，引起盆腔脓肿；还可以向上蔓延，导致肾周围脓肿。慢性输卵管炎，可干扰受精卵的正常运行，引发输卵管妊娠。据报道，盆腔炎性疾病，可使发生异位妊娠（宫外孕）的危险增加2倍以上。

腰腹部受寒易引发盆腔炎

中医认为，经常食用生冷食物，腰腹部不注意防寒保暖，熬夜导致疲劳过度，这些都会使女性体内正气削弱、免疫力低下。倘若再遭遇小腹气血不畅、子宫虚寒湿冷，就非常容易引发湿热阻滞、气滞血瘀，出现盆腔炎症，甚至波及其他脏器。所以治疗盆腔炎症，重在扶正达邪、行气活血、清热利湿，预防各种并发症。

养气血小妙招

盆腔炎首先可取中极穴、阴陵泉穴、三阴交穴等，健脾、益气、祛湿，以增强机体自身的免疫功能。再配合足太阳膀胱经、任脉、足太阴脾经的脾俞穴、肾俞穴、大肠俞穴等，通利膀胱直肠，清化下焦之湿。因湿居少腹、碍气瘀血，还可取气海穴（见37页）、关元穴（见37页）等任脉中的下腹之穴，益气化湿、行气逐瘀。

穴位	灸法	时长
中极穴、阴陵泉穴、脾俞穴、肾俞穴、大肠俞穴	温和灸、艾盒灸	每穴灸15~20分钟

中极穴

【定位】归属任脉。在下腹部，前正中线上，肚脐中央向下2个3横指处即是。

【灸法】温和灸或艾盒灸15~20分钟。

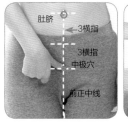
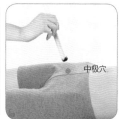

阴陵泉穴

【定位】归属足太阴脾经。拇指沿小腿内侧骨内缘向上推，抵膝关节下，胫骨向内上弯曲凹陷处即是。

【灸法】温和灸15~20分钟。

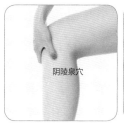
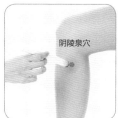

脾俞穴

【定位】归属足太阳膀胱经。肚脐水平线与脊柱相交椎体处，往上推3个椎体，后正中线旁开2横指处。

【灸法】温和灸或艾盒灸15~20分钟。

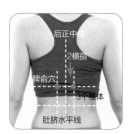
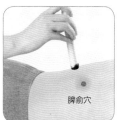

肾俞穴

【定位】归属足太阳膀胱经。肚脐水平线与脊柱相交椎体处，后正中线旁开2横指处。

【灸法】温和灸或艾盒灸15~20分钟。

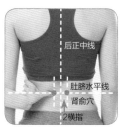
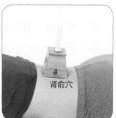

大肠俞穴

【定位】归属足太阳膀胱经。两侧髂前上棘连线与脊柱交点，旁开2横指处。

【灸法】温和灸或艾盒灸15~20分钟。

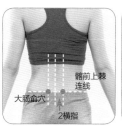
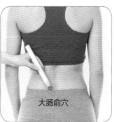

气血凝瘀成"症瘕"，灸除子宫肌瘤

《诸病源候论》："*其病不动者，直名为症。若虽病有结症而可推移者，名为症瘕。*"气聚为瘕，血瘀为症。多指妇科良性肿瘤，行气化瘀是治疗的首要原则。

育龄期女性较易得子宫肌瘤

子宫肌瘤是女性生殖器较常见的一种良性肿瘤，与体内雌激素功能紊乱有关，多发于卵巢功能较为旺盛的30~45岁的育龄期女性。女性到了50岁以后，有些子宫肌瘤会自行缩小。

此病在临床上主要表现为：月经过多、经期延长，或不规则阴道出血，并伴有贫血、腹部肿块等异常；如发生子宫肌瘤蒂扭转，还可引起腹部疼痛。

子宫气滞血瘀则为瘤

中医认为，"症"为血瘀、疼痛固定，"瘕"为气滞、窜痛不定，故"症瘕"实为人体积聚的"气血之凝瘀"，由子宫痰瘀累积而成。

肺司气、管肃降，肝藏血、主疏泄，因而气血的流通，均依赖于肺肝二脏功能的相互协调。人体中气血不相分离，子宫又是气血较为充沛的地方之一，若肝肺二脏气机不畅、郁结下陷，气滞血瘀就率先会出现在子宫，而稍有淤塞就会集聚为瘤。

取"阿是穴"艾灸，行气活血化瘀

子宫肌瘤病的成因是肺与肝的气血郁堵、脾和胃的痰湿凝聚。故治疗子宫肌瘤，可取与女性子宫联系最为密切的任脉和肝经，负责运化痰湿的胃经和脾经之穴，以行气活血、化痰逐瘀、调益冲任、软坚散结。

因病发于小腹、靠近腰臀，所以还可根据中医针灸理论中取"阿是穴"（取穴方法就是以痛为腧，即"有痛便是穴"，按压时有酸、麻、胀、痛、重等感觉）治疗的原理，选择一些邻近子宫的穴位，让艾灸直达病灶便于起效。

养气血小妙招

子宫穴（见119页）为经外奇穴，主治子宫下垂、月经不调、痛经、崩漏、不孕等妇科病。艾炷灸3~5壮，或艾条灸5~15分钟，可以作为日常保养。子宫穴配足三里穴（见33页），有培补中气、固摄子宫的作用，配合艾灸可治子宫脱垂。

穴位	灸法	时长
归来穴、子宫穴、八髎穴、丰隆穴、太冲穴	温和灸、艾盒灸	每穴灸15~20分钟

归来穴

【定位】归属足阳明胃经。仰卧，从耻骨联合上缘沿前正中线向上量1拇指指关节宽，再水平旁开3横指处即是。

【灸法】温和灸或艾盒灸15~20分钟。

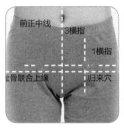
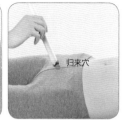

子宫穴

【定位】属经外奇穴。肚脐直下2个3横指，旁开4横指处。

【灸法】温和灸或艾盒灸15~20分钟。

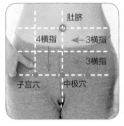
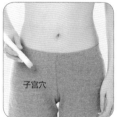

八髎穴

【定位】归属足太阳膀胱经。又称上髎、次髎、中髎和下髎，左右共8个穴位，分别在第1、2、3、4骶后孔中。

【灸法】温和灸或艾盒灸15~20分钟。

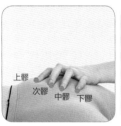
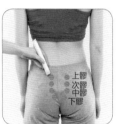

丰隆穴

【定位】归属足阳明胃经。犊鼻穴与外踝前缘平外踝尖处连线中点，距胫骨前缘2横指。

【灸法】温和灸15~20分钟。

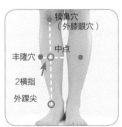
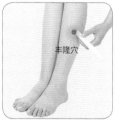

太冲穴

【定位】归属足厥阴肝经。沿第1、2趾间横纹向足背推，有一凹陷处即是。

【灸法】温和灸15~20分钟。

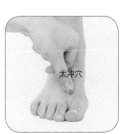
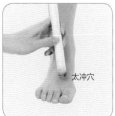

行气血、化痰瘀，护卵巢消囊肿

《灵枢·水胀》："石瘕生于胞中，寒气客于子门，子门闭塞，气不得通，恶血当泻不泻，衃以留止，日以益大，状如怀子，月事不以时下。"寒凝血瘀是引起卵巢囊肿的重要原因，经期、产后尤其要注意保暖。

卵巢囊肿可能引起不孕

卵巢囊肿是一种常见的妇科肿瘤，多发生于女性生育年龄，有各种不同的性质和形态，即一侧性或双侧性，囊性或实性，良性或恶性，中医称它为"石瘕"或"肠覃"。

女性卵巢的主要功能是分泌性激素，孕育和产生卵子，所以有些卵巢囊肿，会影响女性的生育功能，导致不孕不育或流产。卵巢囊肿较大者，还可出现尿频、尿急等膀胱压迫症状；或引发卵巢囊肿蒂扭转、破裂、继发感染等急腹症；甚至部分卵巢囊肿，还存在恶性病变的可能。

囊肿小于 5 厘米可以保守治疗

中医认为，引起卵巢囊肿的主要因素，一种是因忧思过度、饮食失调、情志不畅，导致肝气阻滞、气滞血瘀，伤脾生痰、痰饮停聚，随后痰饮与瘀血凝聚郁结，引发卵巢囊肿；另外一种是女性在经期、产后被寒湿等邪所感，造成寒凝血滞、湿阻下焦，造成小腹经脉痹阻、气血运行不畅，为痰为瘀。

一般来说，如卵巢囊肿直径小于5厘米，又无卵巢肿瘤诊断依据的话，可采取中医保守治疗。根据扶正固本、虚实兼治的治疗原则，或疏肝理气或健脾除湿，或活血化瘀或软坚散结。

养气血小妙招

卵巢位于少腹，少腹是肝经所主。卵巢囊肿会阻碍肝经气血的流畅运行，肝的疏泄功能不能正常进行，从而又加重气血不畅。期门穴是肝的募穴，是足太阴脾经、足厥阴肝经、阴维脉的交会穴，所以期门穴不仅具有调节脏腑功能治疗肝病的作用，而且还能治疗所交会经脉的病证。每天按揉期门穴2次，每次200下，可疏肝解郁，防治多种妇科疾病。

穴位	灸法	时长
肝俞穴、期门穴、太冲穴、中极穴、曲骨穴	温和灸、艾盒灸	每穴灸15~20分钟

肝俞穴

【定位】归属足太阳膀胱经。肩胛骨下角水平连线与脊柱相交处，往下推2个椎体，后正中线旁开横指处。

【灸法】温和灸或艾盒灸15~20分钟。

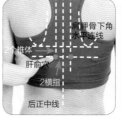 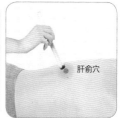

期门穴

【定位】归属足厥阴肝经。正坐或仰卧，自乳头垂直向下推2个肋间隙，按压有酸胀感处。

【灸法】温和灸15~20分钟。

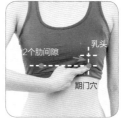 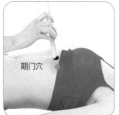

太冲穴

【定位】归属足厥阴肝经。沿第1、2趾间横纹向足背推，有一凹陷处即是。

【灸法】温和灸15~20分钟。

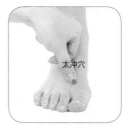 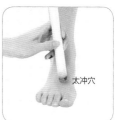

中极穴

【定位】归属任脉。在下腹部，前正中线上，肚脐中央向下2个3横指处即是。

【灸法】温和灸或艾盒灸15~20分钟。

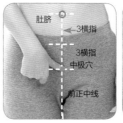 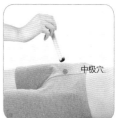

曲骨穴

【定位】归属任脉。前正中线上，下腹部向下摸到一横着走行的骨性标志上缘。

【灸法】温和灸或艾盒灸15~20分钟。

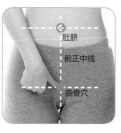 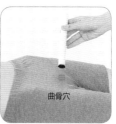

灸治HPV感染，远离宫颈癌

《温病条辨》："（湿）其性氤氲黏腻，非若寒邪之一汗即解，温热之一凉即退，故难速已。"湿邪的病程迁延易反复，正所谓"千寒易去一湿难除"。湿属阴邪，艾为阳草，最适合祛湿。

HPV 感染 ≠ 宫颈癌

HPV是人乳头瘤病毒的英语缩写，它有很多种类型，其中16型、18型、31型等的长期感染，可能与女性宫颈癌的发生有关。所以现代医学研究认为，HPV病毒感染是宫颈癌的重要致病因素，但大多数女性感染HPV病毒后均可自行消退，只有5%~10%发展为持续感染。因此，宫颈癌的发生是多因素综合作用的结果，并不是说只要感染上了HPV病毒，就等于患上宫颈癌。

女人一生感染HPV病毒的情况非常普遍，只要有性生活，就有50%~80%的机会感染上HPV病毒。然而从感染到患上宫颈癌，这个过程中要满足两个条件：一是需要间隔一年以上，两次检测都是同型的HPV病毒的持续感染；二是需要同型的HPV病毒，且属于高危型的持续感染。因而短时感染HPV病毒并不可怕。

艾灸补正气，可大大降低患病概率

HPV病毒的低危型会侵犯人的皮肤，高危型会感染女性的宫颈，属于中医"湿毒"之邪，它类型繁多又多见，与女性生殖器官接触机会非常大。

湿邪阴寒、黏滞、重着，最易伤人阳气，可以说是防不胜防。所以防治HPV病毒的感染，关键是要提升人的正气，增强机体的免疫力，让人的阳气旺、能量足，从而达到驱离湿毒、清除体内HPV病毒的目的。诚如中医所说的"正气存内、邪不可干"，此时即便遭遇了HPV病毒感染，由于人体拥有了较强的免疫功能，对病毒有自我抵抗能力，可大大降低女性罹患宫颈癌的发生率。此外，广大女性朋友也可以通过接种HPV疫苗来预防宫颈癌的发生。国际研究数据显示，二价和四价HPV疫苗可预防约70%HPV感染，九价HPV疫苗覆盖率高达92%。

养气血小妙招

对于HPV病毒感染检测阳性者，可定期艾灸，以达到扶阳祛湿的作用。施灸时，第一天可先灸人的阳面，如腰阳关穴（见37页）、命门穴（见37页）、肾俞穴（见59页）、膀胱俞穴（见101页）、八髎穴等；休息一天后再灸人的阴面，如神阙穴、关元穴、子宫穴、归来穴（见119页）、足三里穴、三阴交穴（见27页）等。

穴位	灸法	时长
神阙穴、关元穴、子宫穴、八髎穴、足三里穴	温和灸、艾盒灸	每穴灸15~20分钟

神阙穴

【定位】归属任脉。位于腹部肚脐孔中央处。

【灸法】温和灸或艾盒灸15~20分钟。

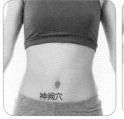 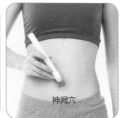

关元穴

【定位】归属任脉。在下腹部，前正中线上，
肚脐中央向下4横指处。

【灸法】温和灸或艾盒灸15~20分钟。

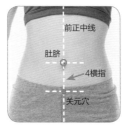 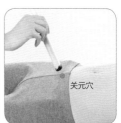

子宫穴

【定位】属经外奇穴。肚脐直下2个3横指，
旁开4横指处。

【灸法】温和灸或艾盒灸15~20分钟。

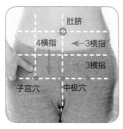 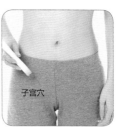

八髎穴

【定位】归属足太阳膀胱经。又称上髎、次髎、
中髎和下髎，左右共8个穴位，分别
在第1、2、3、4骶后孔中。

【灸法】温和灸或艾盒灸15~20分钟。

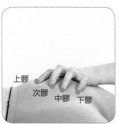 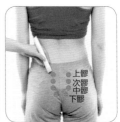

足三里穴

【定位】归属足阳明胃经。位于外膝眼下3寸
（4横指），胫骨外侧约1横指处。

【灸法】温和灸15~20分钟。

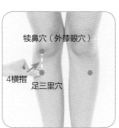 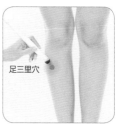

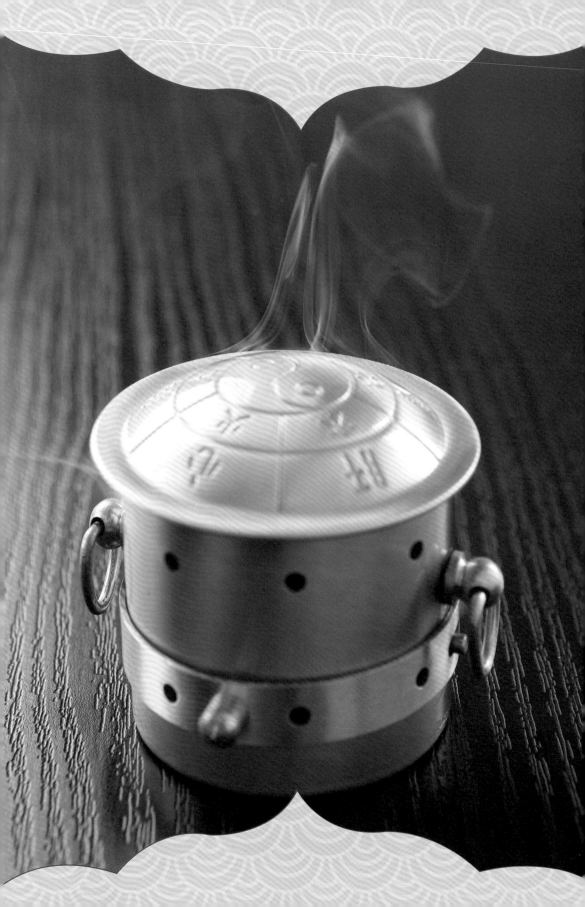

第五章

艾灸助孕，
轻松怀、顺利生、恢复好

补肾精、调冲任，治不孕、好 "造人"

《素问·骨空论》："督脉者……此生病……其女子不孕。"女子不孕与督脉关系密切，督脉有病，常导致肾中阴阳失调。宫寒导致的不孕宜做督脉灸。

正常性生活1年以上未怀孕，即为不孕

现代医学所指的"不孕"是指1年以上未采取任何避孕措施，性生活正常（每周2次及以上）而没有怀孕者。其中从未受孕者，为原发性不孕，曾经怀过孕者，则为继发性不孕。

造成女性不孕的主要原因有：排卵障碍、宫颈狭窄、输卵管异常、子宫内膜异位症、免疫性不孕（指因免疫性因素而导致的不孕，占不孕症的10%~30%，包括产生抗精子抗体、抗子宫内膜抗体、抗卵子抗体等）以及部分不明原因的不孕。

肾气充足是受孕的先决因素

中医认为，肾为先天之本，藏精，主冲任，是人的生殖之本、天癸之源。根据《黄帝内经》所述，女子"二七而天癸至，任脉通，太冲脉盛，月事以时下，故有子"。因而女子只要先天之本发育良好、肾气充盈、冲任相资，便能行天癸、下经血、孕胎育子。倘若先天不足、肾气羸弱、冲任虚衰，无以温养子宫；或房事不节、大病久病、寒湿内侵，伤及于肾、扰乱冲任子宫；或素性抑郁、七情内伤、肝气郁结、气机不畅，引发体内气血不足、气滞血瘀、痰瘀内阻、冲任失调等病症，就难以摄精成孕。所以说引发女子不孕的原因复杂多端，涉及脏腑、气血、天癸、冲任，肾虚之中又常夹杂瘀、痰、湿，并且互为因果。

辨清虚、痰、瘀、湿再艾灸

艾灸治疗女子不孕，首先必须搞清虚、痰、瘀、湿。若是肾气不足、卵子发育排出欠佳者，可取任督二脉、肾经之穴；气血虚亏、子宫内膜功能异常者，可取膀胱经、脾经之穴；痰湿瘀阻、输卵管粘连堵塞者，可取脾经、胃经、任脉之穴；气滞血瘀者，可取肝经、胆经、膀胱经之穴。同时，再配以三阴交穴健脾、疏肝、补肾。

养气血小妙招

治疗不孕症时，患者可连续1~2个月，在每天清晨醒来时，测量基础体温。若是月经干净后2周内基础体温偏高，应多灸阴经滋阴降温，以提高体内雌激素水平；如果月经来临前2周基础体温偏低，应多灸阳经益气壮阳，以升高体内孕激素水平。

穴位	灸法	时长
肾俞穴、肝俞穴、脾俞穴、丰隆穴、三阴交穴	温和灸、艾盒灸	每穴灸15~20分钟

肾俞穴

【定位】归属足太阳膀胱经。肚脐水平线与脊柱相交椎体处，后正中线旁开2横指处。

【灸法】温和灸或艾盒灸15~20分钟。

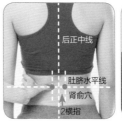
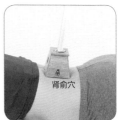

肝俞穴

【定位】归属足太阳膀胱经。肩胛骨下角水平连线与脊柱相交处，往下推2个椎体，后正中线旁开2横指处。

【灸法】温和灸或艾盒灸15~20分钟。

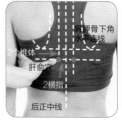
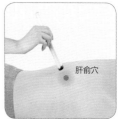

脾俞穴

【定位】归属足太阳膀胱经。肚脐水平线与脊柱相交椎体处，往上推3个椎体，后正中线旁开2横指处。

【灸法】温和灸或艾盒灸15~20分钟。

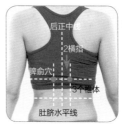
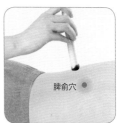

丰隆穴

【定位】归属足阳明胃经。犊鼻穴与外踝前缘平外踝尖处连线中点，距胫骨前缘2横指。

【灸法】温和灸15~20分钟。

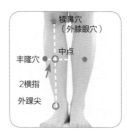
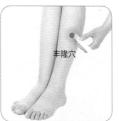

三阴交穴

【定位】此穴为足太阴脾经、足少阴肾经、足厥阴肝经交会之处。正坐或仰卧，胫骨内侧后缘，内踝尖直上4横指处。

【灸法】温和灸15~20分钟。

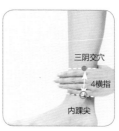
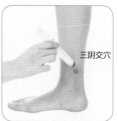

大龄准妈妈，备孕先补肝肾

《妇人规》："*真阴既病，则阴血不足者不能育胎。*"女性35岁之后，身体机能衰退，气血虚弱会导致不孕，所以孕前需要补肾调气血。

女人生育年龄不宜超过 35 岁

现代女性由于事业繁忙、生活环境竞争激烈等多种原因，很多人选择了晚婚晚育，甚至错过了最佳的生育年龄。随着国家二胎政策的全面放开，高龄产妇的比例更是逐渐上升。但女子高龄妊娠，会带来诸多风险，如自然流产、胎儿缺陷、妊娠糖尿病、妊娠高血压、难产等。

根据中医理论，女子属阴，取"七"这个阳数而计，《黄帝内经》中称女子"三七，肾气平均，故真牙生而长极。四七，筋骨坚，发长极，身体盛壮。五七，阳明脉衰，面始焦，发始堕。"从中我们可以发现，中西医学在女子最佳生育年龄这个观点上是基本一致的，即三七（21岁）到四七（28岁），是女性生殖内分泌功能的最佳时期，一旦超过五七（35岁），人的各项机能就开始步入衰退阶段。

滋补肝肾好受孕

中医认为，肾乃先天之本、阴阳之根，它内藏精气，是人体生长、生殖、发育最重要的物质基础。所以女性月经是否按时来潮，能否正常受孕生育，都与肾气的盛衰盈亏密切相关。

女性随着年龄的逐渐增长，到了一定阶段肾气会自然衰退，孕育子女的能力大大减弱。此外，中医常说"女子以肝为本"，正常的月经、受孕过程，还需要肝气的平和、经脉的流畅、血液的滋养。一旦肝失条达、气机不畅、子宫瘀阻、冲任失调，就会导致月经紊乱甚至不孕。

还需注意：若头胎是顺产，一般一年左右输卵管和子宫会恢复完善；若头胎是剖宫产，则建议两年以后再要二胎，因为一旦受精卵在剖宫产术后的瘢痕局部子宫内膜缺陷处着床，很容易发生胎盘植入。

养气血小妙招

三阴交穴（见27页）是足太阴脾经、足厥阴肝经、足少阴肾经三经之交会穴，故名"三阴交"。按压三阴交穴有健脾理血、益肾平肝的作用。用拇指指尖垂直按压三阴交穴，每天早晚各1次，每次左右足各1~3分钟，可改善女性各种病症。但是有一点要注意，"孕妇禁针"三阴交穴，否则易流产。

穴位	灸法	时长
神阙穴、关元穴、中极穴、子宫穴、肾俞穴	温和灸、艾盒灸	每穴灸15~20分钟

神阙穴

【定位】归属任脉。位于腹部肚脐孔中央处。

【灸法】温和灸或艾盒灸15~20分钟。

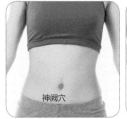
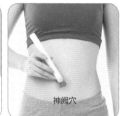

关元穴

【定位】归属任脉。在下腹部，前正中线上，
　　　　肚脐中央向下4横指处。

【灸法】温和灸或艾盒灸15~20分钟。

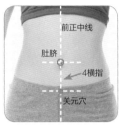
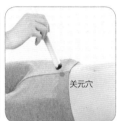

中极穴

【定位】归属任脉。在下腹部，前正中线上，
　　　　肚脐中央向下两个3横指处即是。

【灸法】温和灸或艾盒灸15~20分钟。

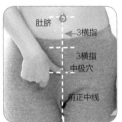
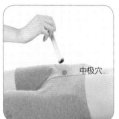

子宫穴

【定位】属经外奇穴。肚脐直下2个3横指，
　　　　旁开4横指处。

【灸法】温和灸或艾盒灸15~20分钟。

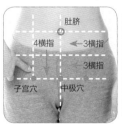
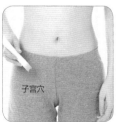

肾俞穴

【定位】归属足太阳膀胱经。肚脐水平线与
　　　　脊柱相交椎体处，后正中线旁开2横
　　　　指处。

【灸法】温和灸或艾盒灸15~20分钟。

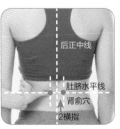
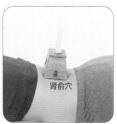

女子当暖养，莫让子宫成"冷宫"

《辨证录》："夫寒冰之地，不生草木，重阴之渊，不长鱼龙，胞胎寒冷，何能受孕哉！"子宫就相当于婴儿的房子，若这个房子里太冷，婴儿肯定不愿意待在里面。所以想要受孕，子宫的环境要温暖。

宫寒是孕育胎儿的绊脚石

现在常会听到人们说"宫寒"一词，宫寒以畏冷肢凉，小腹隐痛，喜温喜按，月经色淡质稀，带下清稀，腰膝酸冷，面白，舌淡苔白或不孕、或流产等为常见症状。

中医所谓的"宫寒"，是指女性内分泌系统、生殖系统，及其相关功能较为低下的病理状态，这种状态就如同天空中没有了阳光一样。

我们都知道阳光、空气、水分、土壤，是生命生长繁衍的四大要素。大自然中如果没有阳光所赐予的温暖，那么大地永远是严冬，生命就难以生长延续。人体也是同样如此，若缺少了阳气的温煦和护卫，机体和子宫就很容易受到寒湿之邪的侵袭，使气血无法运行通畅，月经周期不能定时盈亏变化，卵子难以发育成熟排出，胎儿发育得不到充足的营养，人的成熟繁衍功能便无从谈起。

培益肾阳祛除子宫之寒

人之肾阳，为命门之火，是阳气之本，具有温煦子宫、促进生殖孕育的功能；而寒湿入体，则会直接伤害人的阳气，影响女性气血的生成和运行，导致许多女性疾病易发难愈。特别是若寒湿占据子宫，更会令女性气滞血瘀、血行不畅，衍生月经不调、痛经、带下病、子宫内膜功能异常、输卵管粘连不通等疾病，引发不孕。所以，对女性来说，无论是养生保健，还是疾病防治，首当其冲是培益肾阳、滋补命门、温煦子宫、祛寒除湿。

养气血小妙招

曲骨穴（见131页）是足厥阴肝经、任脉的交会穴，内应膀胱，有通利小便、调经止痛之功。艾灸此穴可治疗子宫内膜炎、宫颈炎症、产后宫缩不全、子宫脱垂、尿失禁等。用中指指腹揉按曲骨穴3~5分钟，可治疗和调理小便不利、月经不调等疾病。

穴位	灸法	时长
子宫穴、中极穴、关元穴、气海穴、曲骨穴	温和灸、艾盒灸	每穴灸15~20分钟

子宫穴

【定位】属经外奇穴。肚脐直下2个3横指，旁开4横指处。

【灸法】温和灸或艾盒灸15~20分钟。

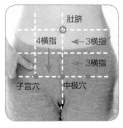
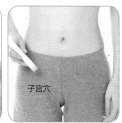

中极穴

【定位】归属任脉。在下腹部，前正中线上，肚脐中央向下2个3横指处即是。

【灸法】温和灸或艾盒灸15~20分钟。

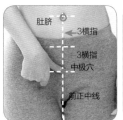
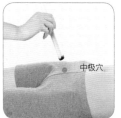

关元穴

【定位】归属任脉。在下腹部，前正中线上，肚脐中央向下4横指处。

【灸法】温和灸或艾盒灸15~20分钟。

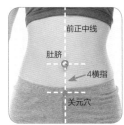
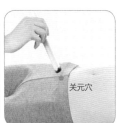

气海穴

【定位】归属任脉。在下腹部，前正中线上，肚脐中央向下约2横指处。

【灸法】温和灸或艾盒灸15~20分钟。

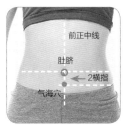
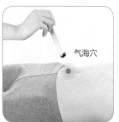

曲骨穴

【定位】归属任脉。前正中线上，下腹部向下摸到一横着走行的骨性标志上缘。

【灸法】温和灸或艾盒灸15~20分钟。

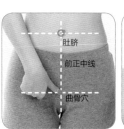
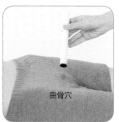

补脾肾固胎气，不滑胎防流产

《妇人大全良方》：*"若血气虚损者，子脏为风寒所苦，则血气不足，故不能养胎，所以数堕胎也。"* 滑胎多由气血虚损、胎失所养而致。

祛母病、胎病是安胎大法

习惯性流产是指连续流产3次以上，在同一妊娠期内发生胎停或死胎的现象，属于不孕症的范畴。现代医学研究发现，造成此病的原因非常复杂，有遗传性因素、先天性发育异常或畸形、内分泌或免疫功能紊乱、子宫颈内口松弛等。

中医认为，造成女性习惯性流产的原因，主要是脾肾阳虚、气血不足、无以固胎，故称流产为"滑胎"。明代中医名家张景岳认为："妊娠胎气伤动者……若因母病而胎动，但治其母；若因胎动而母病，但安其胎。"为此他明确指出"盖胎气不安，必有所因……去其所病，便是安胎之法"，因此无论母病、胎病，祛病安胎才是中医治疗滑胎的根本大法。

防治滑胎以固肾养血为本

中医大师们认为，防治滑胎，未孕先治，固肾为本；既孕防病，已病早治。即在未受孕之前，先温养冲任，巩固肾气，从而固护其根蒂。现代中医妇科名家罗元凯教授认为："肾藏精，主生殖，胞络者系于肾，肾气以载胎……于肾气不固，封藏失职，因而屡孕屡堕。故防治之法，应以固肾为主，所谓'肾旺自能萌胎也'。然肾气之滋长，又赖后天脾胃水谷之精气以滋养，故须辅之以健脾益气。妇女血为主，经、孕、产、乳都以血为用。因此，除补肾健脾之外，仍须佐以养血。脾肾气血充沛，体质健壮，则胎元旺盛，便可以育成长。"所以中医固胎的根本就是健脾补肾、益气养血。

养气血小妙招

在艾灸前可先按摩命门穴补益肾气，按摩关元穴、气海穴、中极穴、曲骨穴（见101页）等滋阴养血，后按摩足三里穴健脾和胃，增强气血生化之源的运化功能，以改善子宫的血液循环和营养供应。习惯性流产的女性，孕后卧床休息时长要超过以往流产孕月。无先兆流产症状的女性，可适当户外活动。至中期妊娠，可按各人的情况，增加户外活动，对母体及胎儿的健康均有益。

穴位	灸法	时长
命门穴、关元穴、气海穴、中极穴、足三里穴	温和灸、艾盒灸	每穴灸15~20分钟

命门穴

【定位】归属督脉。肚脐水平线与后正中线交点，按压有凹陷处。

【灸法】温和灸或艾盒灸15~20分钟。

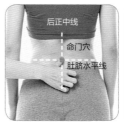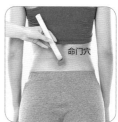

关元穴

【定位】归属任脉。在下腹部，前正中线上，肚脐中央向下4横指处。

【灸法】温和灸或艾盒灸15~20分钟。

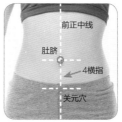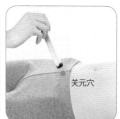

气海穴

【定位】归属任脉。在下腹部，前正中线上，肚脐中央向下约2横指处。

【灸法】温和灸或艾盒灸15~20分钟。

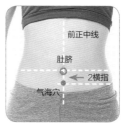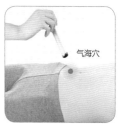

中极穴

【定位】归属任脉。在下腹部，前正中线上，肚脐中央向下2个3横指处即是。

【灸法】温和灸或艾盒灸15~20分钟。

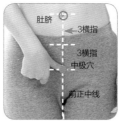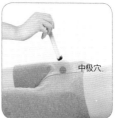

足三里穴

【定位】归属足阳明胃经。位于外膝眼下3寸（4横指），胫骨外侧约1横指处。

【灸法】温和灸15~20分钟。

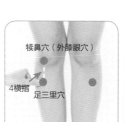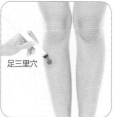

灸中脘降胃气，减轻妊娠反应护胎儿

《诸病源候论》："*此由妇人元本虚羸，血气不足，肾气又弱，兼当风饮冷太过，心下有痰水，挟之而有娠也……*"是说妊娠反应主要是孕妇素体虚弱，水湿停聚，脏腑之气宣降失常所致。

频繁、剧烈呕吐要及时就诊

在妊娠早期，不少女性常会出现厌食、恶心、呕吐、头晕、失眠、神疲乏力等不适。如果再出现频繁的剧烈呕吐、滴水不进，就有可能导致体内水和电解质的紊乱，因酮体积聚引发代谢性酸中毒，甚至肝肾功能受损。中医将这称为"妊娠恶阻""子病"或"阻病"。

若孕妇呕吐不止、无法进食，出现脱水时，应及时去医院就诊，治疗酸中毒及电解质的紊乱。若持续性呕吐、症状严重者，应做进一步检查，以排除葡萄胎、绒毛膜癌等疾患。

呕吐频繁雀啄灸、隔姜灸效果好

女性妊娠后，因阴血大量积聚于子宫滋养胚胎，很容易造成冲胃之气失衡犯逆于上，这种"冲气上逆、胃失和降"，属上盛下虚之证，故可以艾草之阳，灸其阴经之穴，和胃、降逆、止呕，引胎气下行。

此时，可选中脘穴、上脘穴、神阙穴、内关穴、公孙穴（见135页）等，以温和灸为主，每穴灸10分钟左右，每日2次。呕吐频繁者，还可采用雀啄灸，或使用艾炷隔姜灸。先取厚薄3或4毫米的姜片，用细针在其中间穿刺数孔，随后置于施灸部位，再将如黄豆大小般的艾炷置姜片上。每穴灸3~5壮，至局部皮肤潮红湿润为度，每日1次。

养气血小妙招

或摩或按中脘穴，可治疗胃痛、呕吐等症状。中脘穴为胃的募穴，胃与手太阳经、手太阴经、足太阴经、足阳明经、足厥阴经等多条经脉关系密切。根据"经脉所过，主治所及"的原则，多条经脉异常所引起的胃病均可取本穴治疗。本穴是治疗消化系统疾病的必用穴，多种原因引起的脾胃虚弱、运化失司，均可以取中脘穴为主进行治疗。

穴位	灸法	时长
中脘穴、上脘穴、神阙穴、内关穴、公孙穴	温和灸、雀啄灸、隔姜灸	每穴灸15~20分钟

中脘穴

【定位】归属任脉。在上腹部，前正中线上，肚脐中央向上2个3横指处即是。

【灸法】温和灸或雀啄灸或隔姜灸15~20分钟。

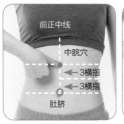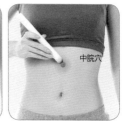

上脘穴

【定位】归属任脉。在上腹部，前正中线上，肚脐中央向上4横指，再上3横指处。

【灸法】温和灸或雀啄灸或隔姜灸15~20分钟。

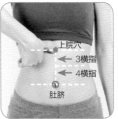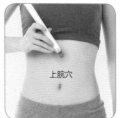

神阙穴

【定位】归属任脉。位于腹部肚脐孔中央处。

【灸法】温和灸或雀啄灸或隔姜灸15~20分钟。

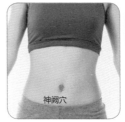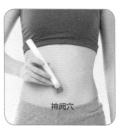

内关穴

【定位】为手厥阴心包经的络穴。微屈腕握拳，从腕横纹向上量3横指，两条索状筋之间即是。

【灸法】温和灸或雀啄灸或隔姜灸15~20分钟。

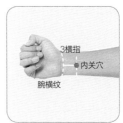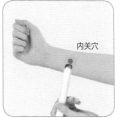

公孙穴

【定位】归属足太阴脾经。在足内侧缘，当第1跖骨基底的前下方，赤白肉际处。

【灸法】温和灸或雀啄灸或隔姜灸15~20分钟。

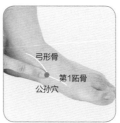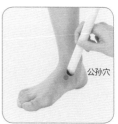

胎位不正，产前1个月灸至阴

《医宗金鉴》："<u>妇人横产，子手先出，诸符药不效者，灸此。其穴在右脚小趾爪甲外侧尖上，即至阴穴也。</u>"横产是胎位不正的一种，如果产检时发现胎位不正，可在产前1个月灸至阴穴。

艾灸至阴穴可纠正胎位不正

常有孕妇在产前检查中发现胎位不正，中医学认为这种情况主要是妇女妊娠后，气血虚亏、胎气不足，影响子宫正常活动所致。据文献记载，大约在公元7世纪，我们的祖先就已采用一种十分简单但较为有效的方法来纠正胎位不正，那就是艾灸至阴穴。至阴穴为足太阳膀胱经的井穴，井穴乃此经中的气血化生之源；且它与足少阴肾经相通，肾经的循行路线穿过子宫所在的盆腔。故艾灸至阴穴，可同时激发足太阳膀胱经、足少阴肾经二经的经气，将调治信息迅速传达至盆腔，以促进子宫的气血运行。

医学研究发现，至阴穴下分布有来自腰四至骶五神经根的腓浅神经分支，所以来自艾灸的温热刺激，可反射至其相对应的脊髓神经节，从而改善子宫平滑肌的收缩，引起宫缩来矫正胎位的不正。实验观察，艾灸至阴穴，可促进肾上腺皮质激素的分泌，从而增加子宫活动，令胎儿活动有所增强，以帮助胎位自动转正。

孕8个月后艾灸较为适宜

但必须指出的是，并非所有的胎位不正都能使用艾灸来纠正，有些特殊情况如产道狭窄的孕妇，就不宜使用这种方法。可使用灸疗至阴穴的产妇，也应等到孕期满8个月后，因为在8个月以前胎儿较小，在子宫里的活动空间比较大，即使艾灸纠正了胎位，胎儿也有可能又转回去。

操作时，首先必须准确找到至阴穴，然后由家人持艾灸条或温灸器，对准穴位施灸，一般每日灸1次，一次为20分钟，1周后可去产科复查。

如果灸治过程中孕妇自我感觉胎位已发生变化，也可提前进行产科检查。当胎位被纠正后，需请产科医生采取一些必要措施，以确保胎位不再发生改变。孕妇也可以自己掐按至阴穴，一样可以纠正胎位不正。

艾灸至阴穴，除了能纠正胎位不正外，还可以治疗其他妇科疾病，如月经不调、崩漏、带下、痛经、更年期综合征、乳痈、乳癖等。

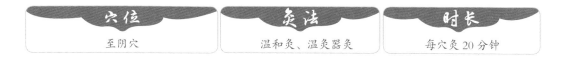

穴位	灸法	时长
至阴穴	温和灸、温灸器灸	每穴灸20分钟

至阴穴

【定位】归属足太阳膀胱经。足小趾外侧，趾
甲外侧缘与下缘各作一垂线交点处
即是。

【灸法】温和灸或温灸器灸20分钟。

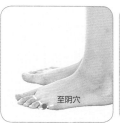
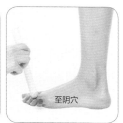

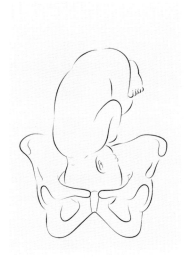

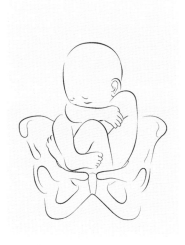

▲正常胎位，脸朝后，头先露。　　▲异常胎位，足先露。

养气血小妙招

　　至阴穴为太阳膀胱经之终末穴，脉气由此输入足少阴肾经，故为阴
阳交接之处。按照"阳动阴静，阳生阴长"的原则，故至阴穴可治疗妇
科及产科病证，尤其以治疗胎位不正为最。阴极则阳生，故可调补肾气、
矫正胎位，为治疗胎位不正的首选穴。

灸补气血、逐瘀血，产后腹痛可缓解

《素问·阴阳应象大论》:"*形不足者，温之以气；精不足者，补之以味。*"女性产后血虚腹痛，可以用当归羊肉生姜汤补虚养血，散寒止痛。

产后腹痛多因子宫复原

孕妇分娩后，由于子宫的收缩复原作用，小腹常会出现阵发性的腹痛，现代医学称它为"宫缩痛""产后痛"。女性的子宫属中医所说的奇恒之腑，在妊娠期间，子宫藏而不泻，蓄精藏血、培育胚芽、濡养胎儿。

随着十月怀胎，子宫逐渐增大、充盈至极。分娩以后，子宫泻而不藏，胎儿、胎衣次第俱下，由膨满而转为空虚。随着子宫的收缩复原，瘀血浊液（恶露）排出。在这一藏一泻过程中，女性的气血可谓是跌宕起伏、风云变幻、事出多端。

产后腹痛分清虚实

若是产妇素体虚弱，或产时失血过多，或产后调摄失当，导致气血虚亏，冲任子宫失于濡养，可因经脉不荣而作痛；如果产后遭遇寒湿，或胞衣、胎盘残留，导致子宫瘀血浊液排泄不尽，伤及冲脉、任脉等经脉，可因气血阻滞不通而痛。

所以按照中医理论，产后腹痛主要为瘀阻子宫和气血两虚所致。治疗时当首辨虚实，血有留瘀而痛者，实痛也；无瘀停滞而痛者，虚痛也。可采用艾条分别温和灸章门穴、带脉穴、合谷穴、子宫穴、三阴交穴等，每穴10分钟，每日1次。

养气血小妙招

人体各条经脉基本上都是纵向行走，唯有带脉是横向穿越，绕腰腹一周，以此来约束纵行的各条经脉。故带脉不仅有产生和维持女性白带的功能，更重要的是"约束诸脉"。本穴为带脉之所过，又主治带脉与女性经带疾患，脉穴同名，故称"带脉"。温和灸或雀啄灸此穴，每次10分钟，可改善痛经、月经不调、小腹痛等病症。

穴位	灸法	时长
章门穴、带脉穴、合谷穴、子宫穴、三阴交穴	温和灸	每穴灸10分钟

章门穴

【定位】归属足厥阴肝经。屈肘合腋，肘尖所指，按压有酸胀感处。

【灸法】温和灸10分钟。

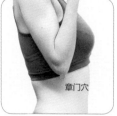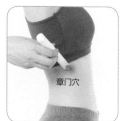

带脉穴

【定位】属足厥阴肝经。位于侧腹部，当第11肋骨游离端下方垂线与脐水平线的交点上，肝经章门穴下1.8寸处。

【灸法】温和灸10分钟。

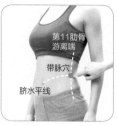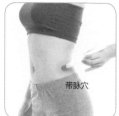

合谷穴

【定位】归属手阳明大肠经。一手轻握拳，另一手握拳外，拇指指腹垂直下压处。

【灸法】温和灸10分钟。

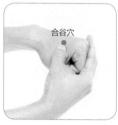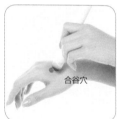

子宫穴

【定位】属经外奇穴。肚脐直下2个3横指，旁开4横指处。

【灸法】温和灸10分钟。

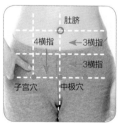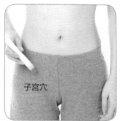

三阴交穴

【定位】此穴为足太阴脾经、足少阴肾经、足厥阴肝经交会之处。正坐或仰卧，胫骨内侧后缘，内踝尖直上4横指处。

【灸法】温和灸10分钟。

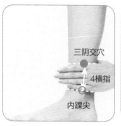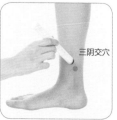

产后除恶露，瘀血须散净

《胎产心法》："产后伤其经血，虚损不足，不能收摄，或恶血不尽，则好血难安，相并而下，日久不止。"女性产后恶露不尽大多与身体虚弱有关，多为气虚血瘀或血热。

恶露不尽可能是子宫复旧不全

胎儿从母体中分娩后，随着子宫蜕膜、胎盘附着物等的脱落，在一段时间内，女性阴道内都会排出一些棕红色的液体和组织，中医将其称为"恶露"。如果产后子宫收缩无力、胎盘滞留，产褥期出血和感染等原因，在2~3周内恶露尚未排泄干净，淋漓不断者，或伴有臭味，中医称为"恶露不尽"。

有部分女性，产后因胎盘、蜕膜没有完全清除，部分妊娠组织物残留于宫腔内；或产后、人流后，机体免疫力低下，不注意生殖器官的清洁卫生，导致宫腔感染；或产妇宫缩乏力，子宫复原不全，都有可能造成产后恶露不尽。

膈俞穴补血止恶露效果奇佳

恶露不尽有可能会引发局部和全身感染，严重者可并发败血症；或因产后持续出血，甚至大出血，导致休克，危及产妇的生命；如果是剖宫产所导致的恶露不尽，还容易引起切口感染破裂或愈合不良。

中医认为，产后正气虚衰、冲任不固，或子宫内有瘀血停留，是导致恶露不尽的最主要原因。故艾灸治疗时，当补气摄血、温经暖宫、去瘀生新，可选取膈俞穴、关元穴、气海穴、子宫穴、足三里穴（见33页）、三阴交穴、合谷穴（见55页）等，施行温和灸，每穴15~20分钟，每日1次，连续5天为1个疗程；或在膈俞穴、关元穴、气海穴、子宫穴等采用隔姜灸，每次5壮，每日1次，连续5天为1个疗程。

养气血小妙招

膈俞穴为八会穴之一，血会膈俞。诸经之血皆从膈膜而上下，心位膈上，肝位膈下，在上的为心俞，心主血，在下为肝俞，肝藏血，故取之可交通于膈膜治疗血证。另外，根据"治风先治血，血行风自灭"之理，膈俞穴是治疗皮肤病的常用穴。

穴位	灸法	时长
膈俞穴、关元穴、气海穴、子宫穴、三阴交穴	温和灸、隔姜灸	每穴灸15~20分钟

膈俞穴

【定位】归属足太阳膀胱经。肩胛骨下角水平连线与脊柱相交椎体处下缘，后正中线旁开2横指处。

【灸法】温和灸15~20分钟或隔姜灸5壮。

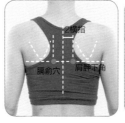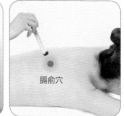

关元穴

【定位】归属任脉。在下腹部，前正中线上，肚脐中央向下4横指处。

【灸法】温和灸15~20分钟或隔姜灸5壮。

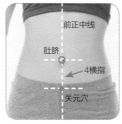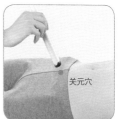

气海穴

【定位】归属任脉。在下腹部，前正中线上，肚脐中央向下约2横指处。

【灸法】温和灸15~20分钟或隔姜灸5壮。

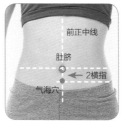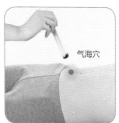

子宫穴

【定位】属经外奇穴。肚脐直下2个3横指，旁开4横指处。

【灸法】温和灸15~20分钟或隔姜灸5壮。

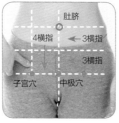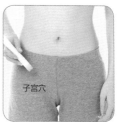

三阴交穴

【定位】此穴为足太阴脾经、足少阴肾经、足厥阴肝经交会之处。正坐或仰卧，胫骨内侧后缘，内踝尖直上4横指处。

【灸法】温和灸15~20分钟。

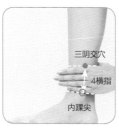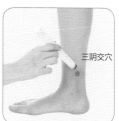

产后乳汁少，艾灸补、通之

《三因极一病证方论》："*产妇有二种乳汁不行：有气血盛而壅闭不行者，有血少气弱涩而不行者。虚常补之，盛当疏之*"。女性产后乳汁分泌的多少，与孕妇体内气血的盛亏密切相关。

乳汁多少与气血盛衰有关

妇女分娩3天后，在哺乳期间乳汁分泌过少或全无乳汁，中医称之为"乳汁不通""乳汁不下"或"乳脉不行"。根据中医理论，女性产后乳汁分泌的多少，与孕妇体内气血的盛亏密切相关。因为乳汁是由产妇的气血所化生，无血则乳无以生，无气则乳无以化。

临床上缺乳产妇如有头晕耳鸣、食少心悸、神疲乏力、面色无华、乳汁清稀、乳房松软无胀感，大多为气血虚亏所致。产妇缺乳若是胸胁胀满、情绪抑郁、乳房胀痛无法触碰，往往是因母体气滞血瘀所致。对于气血虚弱者，须补气养血以增乳液；而肝气郁滞者，则应疏肝解郁通络下乳。

艾灸膻中穴、少泽穴等可增乳

医学研究证实，艾灸能增加缺乳女性血液中由垂体前叶产生的泌乳素含量，起到一定的催乳作用。气血虚弱者，可取膻中穴、脾俞穴（见33页）、足三里穴、少泽穴（见143页）、乳根穴（见153页）等；气滞血瘀者，可取章门穴（见47页）、期门穴（见31页）、阳陵泉穴、太冲穴等。以上各穴可采用艾条温和灸，每穴灸10分钟，每日1次；也可取艾炷隔姜灸，每穴3~5壮，每日1次。

▶ 隔姜灸太冲穴，每天1次，每次3~5壮，可刺激泌乳素产生，起到催乳作用。

太冲穴

养气血小妙招

乳汁的生成和诸多脏腑相关，其中小肠的分清泌浊功能为重要环节，故取手太阳小肠经之少泽穴可主治乳腺炎、乳汁少。用指甲尖垂直掐按少泽穴1~3分钟，也可把5根牙签捆在一起，点刺穴位100下，可治疗产后无乳等症。

乳根穴位于胸部足阳明经上，阳明经乃多气多血之经，本穴是治疗乳房疾患及心前区疼痛的主穴。

穴位	灸法	时长
膻中穴、足三里穴、少泽穴、阳陵泉穴、太冲穴	温和灸、隔姜灸	每穴灸10分钟

膻中穴

【定位】位于胸部前正中线上，两乳头之间的中点，人体任脉上的主要穴位之一。

【灸法】温和灸10分钟，隔姜灸3~5壮。

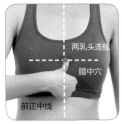 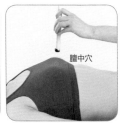

足三里穴

【定位】归属足阳明胃经。位于外膝眼下3寸（4横指），胫骨外侧约1横指处。

【灸法】温和灸10分钟，隔姜灸3~5壮。

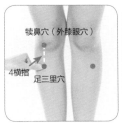 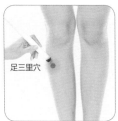

少泽穴

【定位】归属手太阳小肠经。伸小指，指甲底部与指尺侧引线交点处即是。

【灸法】温和灸10分钟，隔姜灸3~5壮。

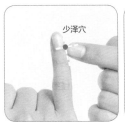 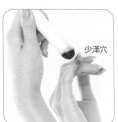

阳陵泉穴

【定位】归属足少阳胆经。膝关节外下方，腓骨小头前下方凹陷处。

【灸法】温和灸10分钟，隔姜灸3~5壮。

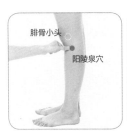 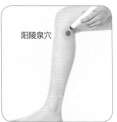

太冲穴

【定位】归属足厥阴肝经。沿第1、2趾间横纹向足背推，有一凹陷处即是。

【灸法】温和灸10分钟，隔姜灸3~5壮。

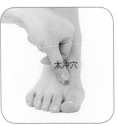 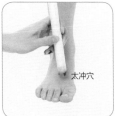

产后多见虚和瘀，外邪乘袭关节痛

《妇人大全良方》："*产后中风，由产伤动血气，劳损脏腑，未平复起，早劳动，气虚而风邪气乘之。*"产妇在产褥期要避免受寒，不能吹冷风或喝凉水，饮食方面也不能吃凉性或刺激性的食物。

产后关节多酸楚、麻木

不少女性产后经常会出现肢体、肌肉、关节酸痛等症状，这是产妇分娩时，因耗气或失血过多，导致元气受损、津血亏乏、冲任不固；或分娩创伤，导致脉络受损、血溢脉外、离经存瘀；同时，产妇分娩后，大多气血两虚、卫气薄弱、腠理疏松，故前人就留有"产后百节空虚"的说法。此时稍有卫护不慎，或调摄失当，极易感受风、寒、湿诸邪，引发此病。

所以，中医十分重视女性产后的调养，俗称坐月子。主张产后宜温养，避免受风、食寒凉之物。

取三阳经穴艾灸止疼痛

产后血虚，可令四肢百骸空虚，经脉关节失于濡养，导致肢体疼痛、酸楚、麻木；产后受风，会造成营卫失调，风寒湿邪得以乘虚而入，稽留关节、筋脉、肌肉、肢体，出现气血运行不畅，瘀阻经络、不通则痛，导致产后肢体、肌肉、关节疼痛。此病症的最大特点是"多虚多瘀"，标本同病、虚实错杂。

治疗时可分别选取手足三阳经上穴位，如肩井穴、肩中俞穴、曲池穴、阳陵泉穴、绝骨穴等，养血行气、祛风散寒、化湿祛瘀。

养气血小妙招

绝骨穴又称为悬钟穴，是八会穴之髓会。"悬"即悬挂，"钟"即钟铃，此穴当外踝上，正是古时小儿悬挂脚铃部位，故名"悬钟"。经常按揉悬钟穴可强健筋骨，补髓充脑。

肩井穴是手少阳三焦经、足厥阴肝经、足阳明胃经、阳维脉的交会穴，有通经活络、豁痰开窍的作用。按摩肩井穴可缓解落枕和肩酸背痛等症状。

穴 位	灸 法	时 长
肩井穴、肩中俞穴、曲池穴、阳陵泉穴、绝骨穴	温和灸	每穴灸15~20分钟

肩井穴

【定位】归属足厥阴肝经。位于大椎与肩峰端连线的中点上。

【灸法】温和灸15~20分钟。

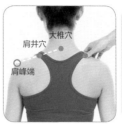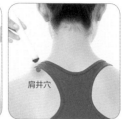

肩中俞穴

【定位】归属手太阳小肠经。低头，后颈部最突起椎体旁开3横指处。

【灸法】温和灸15~20分钟。

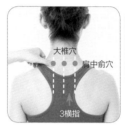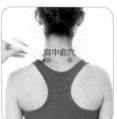

曲池穴

【定位】归属手阳明大肠经。轻抬手臂，肱骨外上髁与肘横纹终点连线的中点处即是。

【灸法】温和灸15~20分钟。

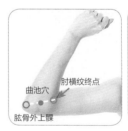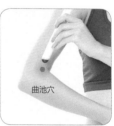

阳陵泉穴

【定位】归属足少阳胆经。膝关节外下方，腓骨小头前下方凹陷处。

【灸法】温和灸15~20分钟。

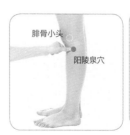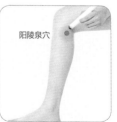

绝骨穴

【定位】归属足厥阴肝经。在外踝尖上4横指（3寸）处，腓骨前缘。

【灸法】温和灸15~20分钟。

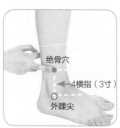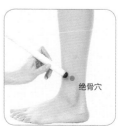

产后腰痛，多灸腰部穴位

《诸病源候论》："产后腰痛候，肾主腰脚，而妇人以肾系胞，产则劳伤肾气，损动胞络，虚未平复，而风冷客之，冷气乘腰者，则令腰痛也。"腰为肾之府，生产损伤肾气，再受风寒，就会导致腰痛。

孕期重心前移易腰痛

孕产妇腰痛，是指女性在怀孕期间和产后所发生的腰部疼痛。它与妊娠期间内分泌改变、生理性体重增加，导致脊柱生物力学改变，以及麻醉并发症，产后过度疲劳等有关。女性怀孕后，因受内分泌系统变化的影响，骨盆韧带松弛，腹肌力量不足，特别是随着胎儿的长大，准妈妈的腹部逐渐向前突出，人体重心前移，腰部肌肉张力增加，这些都很容易引发孕妇腰痛。

产后调整姿势防腰痛

产后女性的重心虽开始恢复到孕前状态，但在一段时间里，关节、韧带仍处于较为松弛的状态。此时若缺少运动，营养补充过度，造成产妇腹部脂肪堆积、体重增加，使腰部肌肉负荷加大；再加上哺乳、照顾婴儿、家务劳动时不注意动作姿势的及时调整，产后过早地穿高跟鞋等，都会导致产妇身体重心前移，导致腰部肌肉疲劳、乳酸堆积，引发腰肌劳损，出现产后腰痛。

此时可用艾条温和灸肾俞穴、大肠俞穴、命门穴、腰阳关穴、八髎穴等，每日一次，每穴20分钟，以扩张腰部软组织的血管，促进气血的运行，增加局部血流量，改善微循环，来缓解腰部肌肉、韧带的痉挛，消除组织间隙的疼痛和水肿，达到疏经通络、活血化瘀的作用。

养气血小妙招

左手或右手握拳，以食指掌指关节突起部揉按腰阳关穴3~5分钟，可治腰膝酸痛。"腰"即腰部，"阳"指下焦之阳气，"关"即机关，督脉为阳，穴属督脉，位于腰部转动处，如腰之机关，故名。本穴是督脉经气出入之所，穴当腰部之要冲，为下焦关藏元气之窟宅与腰部运动之机关。本穴两旁为足太阳之大肠俞穴，灸腰阳关穴可觉火气直入腹中，分布内脏，即由腰阳关穴位横通大肠俞穴，由大肠俞穴连及足太阳其他各俞，以通脏腑。

穴位	灸法	时长
肾俞穴、大肠俞穴、命门穴、腰阳关穴、八髎穴	温和灸、艾盒灸	每穴灸20分钟

肾俞穴

【定位】归属足太阳膀胱经。肚脐水平线与脊柱相交椎体处，后正中线旁开2横指处。

【灸法】温和灸或艾盒灸20分钟。

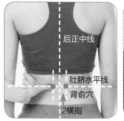
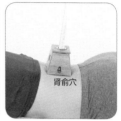

大肠俞穴

【定位】归属足太阳膀胱经。两侧髂前上棘连线与脊柱交点，旁开2横指处。

【灸法】温和灸或艾盒灸20分钟。

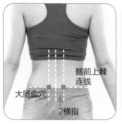
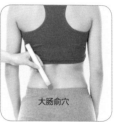

命门穴

【定位】归属督脉。肚脐水平线与后正中线交点，按压有凹陷处。

【灸法】温和灸或艾盒灸20分钟。

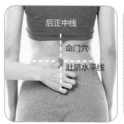
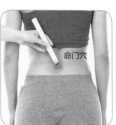

腰阳关穴

【定位】归属督脉。两侧髂前上棘连线与脊柱交点处，可触及一凹陷处。

【灸法】温和灸或艾盒灸20分钟。

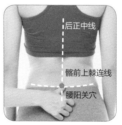
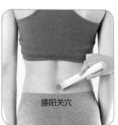

八髎穴

【定位】归属足太阳膀胱经。又称上髎、次髎、中髎和下髎，左右共8个穴位，分别在第1、2、3、4骶后孔中。

【灸法】温和灸或艾盒灸20分钟。

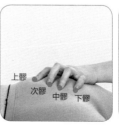
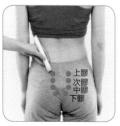

产后足跟痛，是肾气不足

《张氏医通》："肾脏阴虚者，则足胫时热而足跟痛……阳虚者，则不能久立而足跟痛。"可见足跟痛与肾虚密切相关。

产后足跟痛可持续数年

肾为元气之本，主生殖、主骨，足少阴肾经起始于人的足跟，故足跟与肾相连，是人之精气的汇聚点，健康的总根。因此在中医上不论男女，凡出现足跟疼痛，皆视为体内肾气不足的重要表现之一。而且，足部处于人体最下端，为阴盛之地，倘若被风、寒、湿邪所感，极易损伤人体的阳气，导致经络痹阻、气血不通，令不少足跟疼痛患者常年不愈。

女子产后肾气虚弱、冲任受损、百脉空虚、气血两亏，所以月子期间，最容易为阴寒湿气所伤。此时，如果足跟外露受凉、赤脚行走、劳累过度，或过早穿上硬底、弯曲度高的高跟鞋，使得产后原本就较为虚弱的足部肌肉，得不到很好的休息，气血失于温养、运行不畅，就会在以后的日子里留下足跟疼痛的隐患。

艾灸肾经穴位温补肾气

中医认为，产后足跟痛属于女性产后病中的虚症，而诸多外治疗法中，艾灸具有温补肾气、疏经通络的功效，是治疗产后足跟疼痛的最佳选择。治疗时可将艾条点燃，先灸足少阴肾经之输穴、肾之原穴——太溪穴，八脉交会穴——照海穴，以滋补肾气、扶正达邪。因肾与膀胱相表里，所以可再取八脉交会穴——申脉穴，足太阳膀胱经之经穴——昆仑穴，并辅以足少阴肾经之井穴——涌泉穴（见23页），以及仆参穴，疏经通络、行气活血、祛寒除湿。或隔姜灸以上穴位，每穴灸3~5壮，每日1次或早晚各1次，1周为1个疗程，连续灸1~3个疗程。

产后足跟痛一定要注意足部保暖，产后3个月内不要穿高跟鞋和硬底鞋，穿凉鞋、拖鞋时最好穿上袜子，避免受风着凉。

养气血小妙招

太溪穴在内踝与跟腱间，形如溪谷之处。肾为十二经生气之原，太溪又为肾之原穴，为肾之元气大会处，乃人身元气旺盛与尊贵之处也。《素问·金匮真言论》："肾藏精，病在溪。"病与穴应更见其要。太溪穴为治疗肾脏疾病及踝关节疾病的重要腧穴。

穴位	灸法	时长
太溪穴、照海穴、申脉穴、昆仑穴、仆参穴	温和灸、隔姜灸	每穴灸15~20分钟

太溪穴

【定位】归属足少阴肾经。坐位垂足，由足内踝向后推至与跟腱之间凹陷处即是。

【灸法】温和灸15~20分钟，隔姜灸3~5壮。

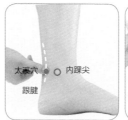 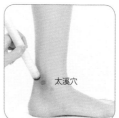

照海穴

【定位】归属足少阴肾经。坐位垂足，由内踝尖垂直向下推，至下缘凹陷1拇指指关节宽度处，按压有酸痛感处。

【灸法】温和灸15~20分钟，隔姜灸3~5壮。

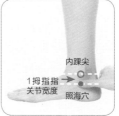 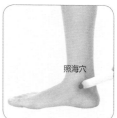

申脉穴

【定位】归属足太阳膀胱经。在足外侧部，外踝直下方凹陷中。

【灸法】温和灸15~20分钟，隔姜灸3~5壮。

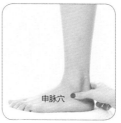 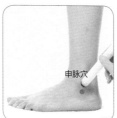

昆仑穴

【定位】归属足太阳膀胱经。在外踝后方，外踝尖与跟腱之间的凹陷处。

【灸法】温和灸15~20分钟，隔姜灸3~5壮。

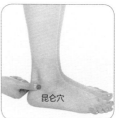 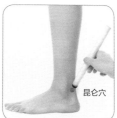

仆参穴

【定位】归属足太阳膀胱经。位于人体的足部外侧，外踝后下方，昆仑穴直下，跟骨外侧，赤白肉际处。

【灸法】温和灸15~20分钟，隔姜灸3~5壮。

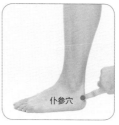 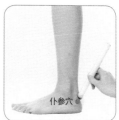

益气升阳，防治子宫下垂

《诸病源候论》："阴挺出下脱候：胞络伤损，子脏虚冷，气下冲则令阴挺出，谓之下脱。亦有因产而用力偃气，而阴下脱者。"子宫脱垂多是中气不足，因产用力，或劳力过度、抬高负重等致气虚下陷，系子宫无力而致。

生育次数越多子宫下垂可能性越大

有些女性，因多次生育，造成产道及附近组织过度松弛；或因分娩过程中宫颈及子宫内韧带损伤，支持子宫的各韧带松弛，盆底托力减弱；或因严重的营养不良，导致肌肉萎缩、盆腔内筋膜松弛，失去对子宫的支持作用；或因卵巢功能减退，导致雌激素分泌减少，使盆底支持组织变得薄弱、松弛，使子宫从正常位置，沿阴道下滑至阴道外口，直至全部脱出阴道外。由于阴道前后壁与膀胱、直肠相邻，因此子宫脱垂，还可同时伴有膀胱、尿道和直肠膨出。

缓解子宫下垂重在补脾升提

由于子宫下垂多发生在产后，因而又被称作"产肠不收"或"子肠不收"，中医上称为"阴挺""阴脱"或"阴痔"，认为它与产后气虚下陷有关，根据"陷者举之"的治疗原则，当以补气升提为主。清代名医唐容川在《血证论》中有"带脉下系子宫，中束人身，居身之中央，属于脾经"之说，脾为气血生化之源、主升、主统摄，若女性脾气虚弱、运化不健，则带脉、子宫便会统摄无权、中气下陷。此时可取百会穴、神阙穴、子宫穴、关元穴、中极穴等，益气提升、补肾固脱，来缓解女性的子宫下垂。

养气血小妙招

两手中指叠压，按百会穴3分钟，长期坚持，可使人增智、益寿。百会穴又名三阳五会，手足少阳、足太阳三阳经以及足厥阴经和督脉交会于此。本穴是治疗督脉病、神志病以及肝阳上亢、肝风上扰和风热上攻引起的头部疾患的要穴。督脉为"阳脉之海"，百会穴又位于头顶部，可升提阳气，且督脉起于胞中，经肛门部贯脊上行，足厥阴经筋结于阴器。根据"经脉所过，主治所及"的原理以及《黄帝内经灵枢·终始》"病在下者高取之"的治疗原则，百会穴是治疗气虚下陷证的常用穴。

穴位	灸法	时长
百会穴、神阙穴、子宫穴、关元穴、中极穴	温和灸、回旋灸、隔姜灸、雀啄灸	每穴灸 15～20 分钟

百会穴

【定位】归属督脉。两耳尖与头前正中线相交处，按压有凹陷处。

【灸法】温和灸或回旋灸15～20分钟。

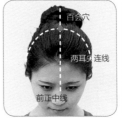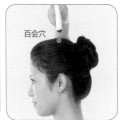

神阙穴

【定位】归属任脉。位于腹部肚脐孔中央处。

【灸法】温和灸或雀啄灸15～20分钟，隔姜灸3～5壮。

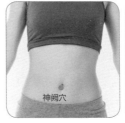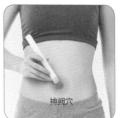

子宫穴

【定位】属经外奇穴。肚脐直下2个3横指，旁开4横指处。

【灸法】温和灸或雀啄灸15～20分钟，隔姜灸3～5壮。

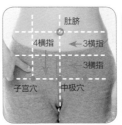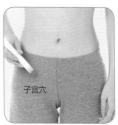

关元穴

【定位】归属任脉。在下腹部，前正中线上，肚脐中央向下4横指处。

【灸法】温和灸或雀啄灸15～20分钟，隔姜灸3～5壮。

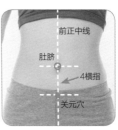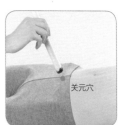

中极穴

【定位】归属任脉。在下腹部，前正中线上，肚脐中央向下2个3横指处即是。

【灸法】温和灸或雀啄灸15～20分钟，隔姜灸3～5壮。

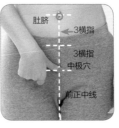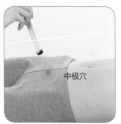

艾灸通畅胸乳气血，预防乳腺炎

《诸病源候论》："此（乳痛）由新产后，儿未能饮之，及饮不泄，或断儿乳，捻其乳汁不尽，皆令乳汁蓄积……"初产妇容易患急性乳腺炎，要学会正确的喂奶方式，即让宝宝含住2/3的乳晕或全部。

不正确的喂奶方式导致乳腺发炎

许多新妈妈在产褥期最大的烦恼，就是患上了急性乳腺炎，此时乳房胀满、疼痛，乳汁分泌不畅，严重时甚至会出现寒颤、高热、局部红肿、心率加速、淋巴结肿大、白细胞增高等异常。初产妇的乳头，皮肤比较娇嫩，抵御能力弱，耐受不了婴儿吸奶时的刺激，常会造成乳头的损伤和裂口。再加上很多产妇因畏惧疼痛，不敢让宝宝吸吮乳头，大量乳汁淤积于乳腺内，导致细菌的滋生。此时外面的致病细菌若从乳头裂口侵入，就会在乳腺内大量迅速繁殖，引发乳腺炎。

疏肝清火消除乳房肿块

人的经络中，乳头属足厥阴肝经，肝主疏泄、主条达，调节女子的乳汁分泌；乳房属足阳明胃经，乳汁为气血所化，源出于胃，乃水谷之精华。若是肝失疏泄，厥阴之气行而不畅，又逢胃热壅滞，阳明之火蕴结于上；肝胃二经阻塞，气血瘀滞，即发为乳腺炎。

因而治疗急性乳腺炎，重在疏肝气、清胃火、消瘀血、排脓液，以通畅胸乳气血，帮助肿块消散。艾灸时可取肩井穴、乳根穴、膻中穴、天宗穴、足三里穴等，每穴10分钟，每日1次。

养气血小妙招

常用中指指腹按揉天宗穴，每次1~3分钟，可使颈肩气血旺盛、胸部气血畅通。天宗穴属于手太阳小肠经，在后背肩胛部。手太阴小肠经虽然不经过乳房部位，天宗穴也不在乳房上，但是这个穴位周围区域大致是肩胛与乳房投影的重叠区，也就是背部的乳腺反射区。因此，在这个区域内进行刮痧，有活血通络、消肿止痛的功效，有利于乳腺肿块的消散。

穴位	灸法	时长
肩井穴、乳根穴、膻中穴、天宗穴、足三里穴	温和灸	每穴灸10分钟

肩井穴

【定位】归属足厥阴肝经。位于大椎与肩峰端连线的中点上。

【灸法】温和灸10分钟。

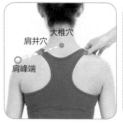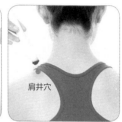

乳根穴

【定位】归属足阳明胃经。正坐或仰卧，从锁骨往下数至第5肋间隙，距正中线4寸处。

【灸法】温和灸10分钟。

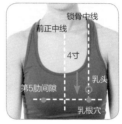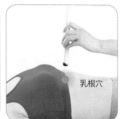

膻中穴

【定位】位于胸部前正中线上，两乳头之间的中点，人体任脉上的主要穴位之一。

【灸法】温和灸10分钟。

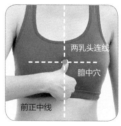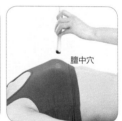

天宗穴

【定位】归属手太阳小肠经。以对侧手，由颈下过肩，手伸向肩胛骨处，中指指腹所在处即是。

【灸法】温和灸10分钟。

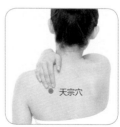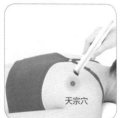

足三里穴

【定位】归属足阳明胃经。位于外膝眼下3寸（4横指），胫骨外侧约1横指处。

【灸法】温和灸10分钟。

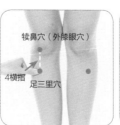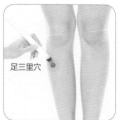

充天癸、益气血，改善产后乳房下垂

《类经》："乳之上下，皆足阳明之脉也。"若脾胃功能失常，则气血生化乏源，充任二脉失其濡养，则必然导致经络气血郁滞，使乳房正常的生理功能及外观都不能维持，出现乳房下垂。

造成乳房下垂的3大原因

一是哺乳造成乳房下垂：女性经历哺乳期后发生乳房下垂，其下垂程度和妊娠、哺乳的次数有关。这主要是因为哺乳期结束后，女性乳房内腺泡萎缩，原间质中的纤维结缔组织由于在妊娠末期和哺乳期被乳汁充盈而延伸、拉长，这种情况在停止哺乳后，纤维结缔组织回缩不全，相对延长，因而会使乳房松弛而下垂。

二是减肥造成乳房下垂：减肥速度过快，造成乳房内脂肪组织与皮肤松弛所致，多见于中青年女性。

养气血小妙招

乳根穴位于胸部足阳明胃经上，阳明经乃多气多血之经，是治疗乳房疾患及心前区疼痛的主穴。用中指或食指指腹着力按压乳根穴，每天早晚各揉按3~5分钟，对乳房下垂、乳腺炎、乳汁不足等具有很好的疗效。

三是老年乳房下垂：人体衰老后各种机能都有所减退，内分泌机能同样下降，所以会出现乳房下垂。

乳房下垂，与肾、肝、脾、胃功能息息相关

中医认为，女性乳房的丰满坚挺与肾精天癸、冲任两脉的盛衰，以及肝、脾、胃的功能息息相关。肾气化生天癸，天癸激发冲任，冲任之气血，上走胸乳可孕育乳汁，下注子宫可化为经血。所以女子孕育胎儿，需要消耗大量气血，非常容易导致体内肾气不足、冲任失调、气血不足。因此不少产妇，产后因冲任虚乏、气血不足，乳房得不到足够的滋养而下垂；或因情绪抑郁、肝气郁结，乳房经脉阻塞不通而下垂。

强脾胃、补气血，让乳房挺拔不下垂

脾主肌肉，脾胃经络循行经过乳房，若是肝气横逆、侵犯脾胃，脾失健运，气虚无力，乳房也容易下垂。所以女性抵抗乳房下垂，关键是要调冲任、强脾胃、补气血，可取膻中穴、乳根穴、屋翳穴、肩井穴（见29页）、少泽穴、中府穴等。

穴位	灸法	时长
膻中穴、乳根穴、屋翳穴、少泽穴、中府穴	温和灸	每穴灸 15~20 分钟

膻中穴

【定位】位于胸部前正中线上，两乳头之间的中点，人体任脉上的主要穴位之一。

【灸法】温和灸15~20分钟。

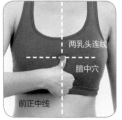
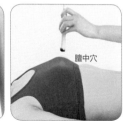

乳根穴

【定位】归属足阳明胃经。正坐或仰卧，从锁骨往下数至第5肋间隙，距正中线4寸处。

【灸法】温和灸15~20分钟。

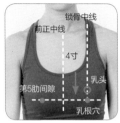
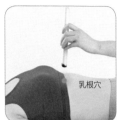

屋翳穴

【定位】归属足阳明胃经。位于人体的胸部，当第2肋间隙，距前正中线4寸。

【灸法】温和灸15~20分钟。

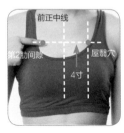
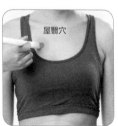

少泽穴

【定位】归属手太阳小肠经。伸小指，指甲底部与指尺侧引线交点处即是。

【灸法】温和灸15~20分钟。

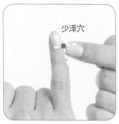
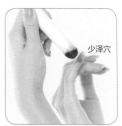

中府穴

【定位】归属手太阴肺经。前正中线旁开两个4横指（6寸），锁骨外侧端下方有一凹陷，该处再向下1横指处。

【灸法】温和灸15~20分钟。

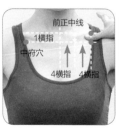
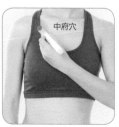

"小产"伤身体，产后艾灸助恢复

《傅青主女科》："夫妇人受妊，本于肾气之旺也。"肾为先天之本，元气之根，受孕的先决条件是肾气盛，天癸至。

看胚胎发育情况，决定是否保胎

在医学上，凡妊娠不足28周、胎儿体重不足1千克而终止妊娠的均称为"流产"，其中又分为自然流产和人工流产。因而这里所说的"小产"，是指与正常足月生产（大产）相对而言，未到预产期，而出现的胎儿脱离母体的非正常现象。

中医中所说的"小产"出自《景岳全书》，是指妇人怀孕3个月以上，由于气血虚弱，肾虚、血热，以及外伤等原因，损及冲任，导致冲任不固，不能摄血养胎；或毒药伤胎，以致未足月而产。

一般情况下，发生流产者，其胚胎或母体或多或少存在一定的缺陷，只有在各项检查确诊胚胎发育无明显异常时，才建议做保胎治疗。

▼ 命门穴在中医里指生命之火起源的地方，也就是肾阳之气聚集之处。每日灸命门穴15~20分钟可以滋养子宫和卵巢。

小产比正常分娩危害大

"小产"以及流产和堕胎，是女性正常的妊娠被突然中止的结果，一般来说，它要比正常足月生产对身体造成的伤害更大，所以有人说"小产将养十倍于正产也"。按照中国人传统的习俗，女性分娩后都要"坐月子"，以帮助和促进产后的身体恢复。即便在西方现代医学中，女性在产后6周（42天）产褥期间，也需要给予适当的休息与营养。

艾灸可改善"小产"对身体各种伤害

对于遭遇"小产"的女性，由于子宫及机体的其他生理机能遭受重创，伤气失血、胚胎掉落，更容易造成人体的气血虚亏，出现腰腹疼痛、贫血乏力、阴道出血、恶露不尽、免疫力下降等异常，身体急需调养。所以女性"小产"后，可通过艾灸穴位，益气养血、清除瘀血，加速胎衣和恶露的排出，修复子宫，改善因"小产"对女性身体所造成的各种伤害。

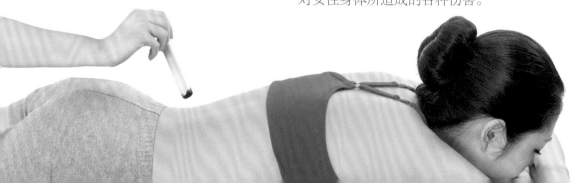

穴位	灸法	时长
大椎穴、命门穴、神阙穴、腰阳关穴、八髎穴	温和灸、艾盒灸	每穴灸15~20分钟

大椎穴

【定位】归属督脉。正坐，把手放在颈后，低头时位于椎骨最高隆起处的下方。

【灸法】温和灸或艾盒灸15~20分钟。

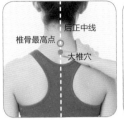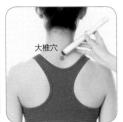

命门穴

【定位】归属督脉。肚脐水平线与后正中线交点，按压有凹陷处。

【灸法】温和灸或艾盒灸15~20分钟。

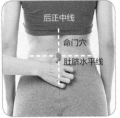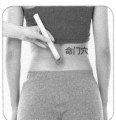

神阙穴

【定位】归属任脉。位于腹部肚脐孔中央处。

【灸法】温和灸或艾盒灸15~20分钟。

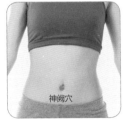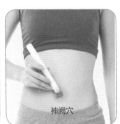

腰阳关穴

【定位】归属督脉。两侧髂前上棘连线与脊柱交点处，可触及一凹陷处。

【灸法】温和灸或艾盒灸15~20分钟。

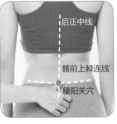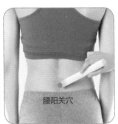

八髎穴

【定位】归属足太阳膀胱经。又称上髎、次髎、中髎和下髎，左右共8个穴位，分别在第1、2、3、4骶后孔中。

【灸法】温和灸或艾盒灸15~20分钟。

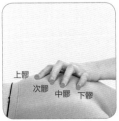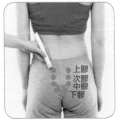

附录一：常用艾灸方法及辅助工具

艾条灸

艾条灸就是将点燃的艾条悬于施灸部位之上的一种灸法。艾火距皮肤一定的距离，施灸的时间为10~20分钟，灸至皮肤温热红晕，又不至于烧伤皮肤为好，故又称其为"悬灸"。悬灸根据其具体操作方法的不同，还可分为温和灸、雀啄灸、回旋灸。

温和灸：将艾条的一端点燃，对准所灸穴位或患病处，离皮肤2~3厘米处进行熏烧，使所灸部位既有温热感，又无灼痛感。一般每穴灸10~15分钟，至皮肤稍有红晕就可。施灸者可将食指和中指置于施灸部位两侧，感知受热程度。

雀啄灸：施灸时，艾条点燃的一端与施灸部位皮肤之间距离并不固定，而是像鸟雀啄食一样，一上一下地移动。雀啄灸的热感要强于其他悬灸法，所以适用于急症和比较顽固的病症。

回旋灸：施灸时，艾条点燃的一端与施灸皮肤虽保持一定的距离，但灸条位置可均匀地向左右方向移动，或反复旋转地进行。这种灸法能够带来大范围的温热刺激，所以比较适用于五官科、妇科方面的风湿、神经麻痹等病症。

艾炷灸

把艾绒做成大小不一的圆锥形，称为艾炷。艾炷小如米粒或大似红枣。每燃烧1个艾炷，称为1壮。将灸炷直接放在皮肤上进行灸疗，被称为直接灸。操作时，先在施灸部位抹上油膏，以润泽保护皮肤；再根据病症选择大小适宜的艾炷，把艾炷放置于施灸穴位上面，点燃艾炷顶端。等艾炷燃烧至距被灸者皮肤2/5或1/4时，用镊子取下艾炷，换上另一艾炷继续灸，每次可灸3~7壮。根据灸后有无瘢痕出现，艾炷灸又可分为瘢痕灸和非瘢痕灸两类。

瘢痕灸：又称为"化脓灸"。选择如黄豆或枣核般大的艾炷，直接放在穴位上施灸。因实施这种灸法之后局部会产生炎症，渐至化脓，所以古人称为"灸疮"或"灸花"，愈合后随着灸疮的结痂脱落，局部有瘢痕组织形成，故得名。

非瘢痕灸：将艾炷放在穴位之上将其点燃，当患者感到皮肤灼痛时，即夹去或压灭艾炷，更换艾炷后再灸，连续灸3~7壮。以局部皮肤出现轻度红晕为度，一般不会留下瘢痕。此种灸法不留痕迹、不化脓，患者易于接受，应用比较广泛。

隔物灸

艾炷不直接放在皮肤上，而在中间垫上药物，称为间接灸。根据所垫药物的不同，又可分为隔姜灸、隔盐灸、隔蒜灸、隔附子饼灸等。这种灸法火力温和，具有艾灸和药物的双重作用，经常被用于一些慢性疾病的调理与治疗。

隔姜灸：将新鲜生姜切成约0.5厘米厚的薄片，中心处用针穿刺数孔，上置艾炷，放在穴位上燃灸。当患者感到灼痛时，可将姜片稍许上提，旋即放下，再行灸治，反复灸治直到皮肤出现潮红为止。

隔蒜灸：将大蒜切成约0.5厘米厚的薄片，中间用针穿刺数孔，放在穴位或肿块上（如未溃破化脓的脓头处）用艾炷灸之，每穴一次可灸5~7壮。因大蒜分泌物容易刺激皮肤，造成灸后起泡，故应注意皮肤的防护。

隔盐灸：又称神阙灸，本法只适于脐部。使用时让患者仰卧屈膝，以纯白干燥的食盐，填平脐孔，再放上姜片和艾炷施灸。如患者脐部凸出，可用湿面条将脐穴围成"井口"，填盐于中再施灸。

隔附子（饼）灸：以附子片或附子饼（将附子切细研末，以黄酒调和做饼，厚度约0.5厘米，直径约2厘米）作为间隔，上置艾炷燃灸。灸时，可不断更换附子片（饼）重复燃灸，直至皮肤出现红晕为止。

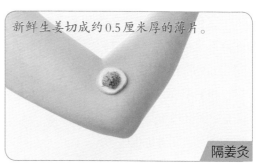

新鲜生姜切成约0.5厘米厚的薄片。

隔姜灸

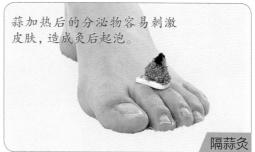

蒜加热后的分泌物容易刺激皮肤，造成灸后起泡。

隔蒜灸

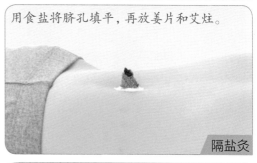

用食盐将脐孔填平，再放姜片和艾炷。

隔盐灸

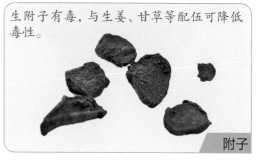

生附子有毒，与生姜、甘草等配伍可降低毒性。

附子

辅助工具

艾灸盒：艾灸盒为盛放艾灸的器材，优点是火力均匀，热力持久，受热面积大，安全省时，操作也非常简单，因此很受欢迎。按其孔数可分为单孔艾灸盒、双孔艾灸盒、三孔艾灸盒、六孔艾灸盒等。也可按施灸部位分别加以区分。

温灸器：现代温灸器采用无烟艾条或艾油，通过微电子技术熏烤加热，将艾的气味和热量，输送到经络穴位处。有的温灸器甚至还配有红外线、激光等发射装置，将光针与温灸相结合，可将体表温度控制在42~50℃。

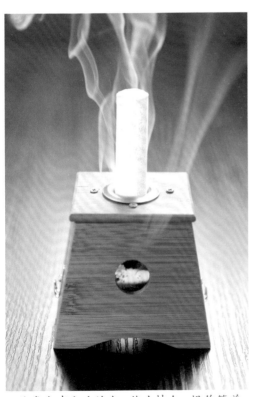

▲艾灸盒有火力均匀、热力持久、操作简单、安全省事的优点。

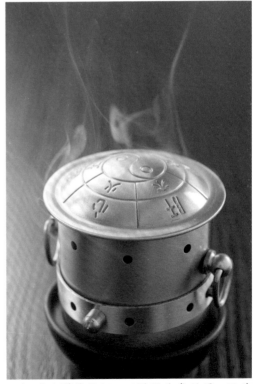

▲铜质艾罐导热好，可增强艾灸效果，目前应用广泛。

附录二：女性艾灸常用穴位速查表

穴位	取穴	主治与功效
八髎穴	仰卧，除拇指外，四指分别按于骶骨第1~4骶椎棘突上，向外侧移1横指处	补益下焦，强腰利湿。主治月经不调、带下、腰骶痛
百会穴	在头部，正坐，两耳尖与头正中线相交处，按压有凹陷处	平肝熄风，清热开窍。主治头痛、耳鸣、眩晕、发热、失眠、脱发、精神萎靡、腰脊酸软
长强穴	在会阴区，在尾骨端下，尾骨端与肛门连线中点处	宁神镇惊，通便消痔。主治腹泻、便秘、便血、痔疮、脱肛、阴道瘙痒
承山穴	在小腿后区，直立，脚跟尽量向上抬高，膝盖后面凹陷中央的腘横纹中点与外踝尖连线的中点处	理气止痛，舒筋活络，消痔。主治痔疮、便秘、腰背疼、腿抽筋、下肢瘫痪
大肠俞穴	在脊柱区，两侧髂骨上棘连线与脊柱交点，旁开2横指处	理气降逆，调和肠胃。主治腹痛、腹胀、便秘、痢疾、腰脊强痛
大敦穴	在足趾，足大趾趾甲外侧缘与下缘各作一垂线，其交点处	回阳救逆，调经通淋。主治闭经、崩漏、遗尿、月经过多
大椎穴	在脊柱区，低头，颈背交界椎骨高突处椎体，下缘凹陷处	清热解表，截虐止痛。主治感冒发热、手足怕冷、颈椎病、扁桃体炎、痤疮、丰胸
带脉穴	在侧腹部，腋中线与肚脐水平线相交处	健脾利湿，调经止带。主治月经不调、赤白带下、闭经、痛经、不孕
胆俞穴	在脊柱区，肩胛骨下角水平连线与脊柱相交椎体处，往下推3个椎体，下缘旁开2横指处	疏肝利胆，清热化湿。主治胃脘部及肚腹胀满、呕吐、黄疸
膻中穴	在胸部，前正中线上，两乳头连线中点处	理气止痛，生津增液。主治胸闷、气短、气管炎、咳喘、呕吐、更年期综合征、产妇乳少、乳房胀痛
地机穴	在小腿内侧，阴陵泉穴直下4横指处	健脾渗湿，调经止带。主治腹胀腹痛、月经不调、糖尿病

穴位	取穴	主治与功效
肺俞穴	在脊柱区，低头屈颈，颈背交界处椎骨高突向下推3个椎体，正中线旁开2横指处	宣肺解表，清热理气。主治咳嗽、哮喘、胸满喘逆、酒糟鼻、耳聋
丰隆穴	先找到足三里穴，向下量2个3横指，按压有沉重感处	和胃气，化痰湿，清神志。主治呕吐、便秘、水肿、头痛、眩晕、痰多、癫狂、下肢痿痹等
风池穴	在颈后区，正坐，后头骨下两条大筋外缘陷窝中，与耳垂齐平处	平肝熄风，祛风散毒。主治外感发热、头痛、眩晕、荨麻疹、黄褐斑
风门穴	在脊柱区，低头屈颈，颈背交界处椎骨高突向下推2个椎体，下缘旁开2横指处	宣肺解表，益气固表。主治伤风咳嗽、发热、头痛、哮喘、呕吐、感冒、皮肤过敏
风市穴	在股部，直立垂手，手掌并拢伸直，中指指尖处	祛风化湿，通经活络。主治眩晕、中风、半身不遂、下肢痿痹、神经性皮炎、皮肤瘙痒、脂溢性皮炎、荨麻疹、失眠
公孙穴	足大趾与足掌所构成的关节内侧，弓形骨后端下缘凹陷处	健脾益胃，通调冲脉。主治呕吐、腹痛、胃痛、失眠、肥胖
关元穴	在下腹部，前正中线上，肚脐中央向下4横指处	培补元气，调理下焦。主治腹泻、夜尿症、慢性盆腔炎、痛经
归来穴	在下腹部，从耻骨联合上缘沿前正中线向上1横指，再水平旁开3横指处	活血化瘀，调经止痛。主治腹痛、不孕、闭经、白带过多
合谷穴	轻握拳，另一手握拳处，拇指指腹垂直下压处	镇静止痛，疏经通络，清热解表。主治外感发热、牙痛、便秘、月经不调、三叉神经痛、过敏性鼻炎、咽喉肿痛、口腔溃疡、黄褐斑
会阴穴	女性大阴唇与肛门连线的中点	醒神镇惊，通调二阴。主治阴痒、阴痛、便秘、闭经、昏迷
肩井穴	在肩胛区，大椎穴与锁骨肩峰端的连线中点处	祛风清热，活络消肿。主治肩臂疼痛、落枕、颈椎病、肩周炎、抑郁症、乳房胀痛、更年期综合征
巨虚穴	上巨虚：足三里穴向下4横指凹陷处；下巨虚：足三里穴向下2个4横指凹陷处	调和肠胃，通经活络。主治肠胃炎、腹泻、便秘、腹胀

穴位	取穴	主治与功效
昆仑穴	在踝区，正坐垂足，外踝尖与跟腱之间凹陷处	安神清热，舒筋活络。主治头痛、腰骶疼痛、外踝部红肿、足部生疮
劳宫穴	在掌区，握拳屈指，中指指尖所指掌心，按压有酸痛感处	清心泻热，开窍醒神，消肿止痒。主治热病、汗多、心烦、口腔溃疡
梁门穴	在上腹部，取肚脐与胸剑联合连线的中点，再水平旁开3横指处	和胃理气，健脾调中。主治胃痛、呕吐、腹胀、食欲不振、便溏、呕血、肥胖症
列缺穴	两手虎口相交，一手食指压另一手桡骨茎突上，食指指尖到达处	止咳平喘，通络止痛，利水通淋。主治咳嗽气喘，偏正头痛，咽喉痛，落枕
命门穴	在脊柱区，肚脐水平线与后正中线交点，按压有凹陷处	补肾壮阳。主治不孕、腰脊强痛、下肢痿痹
内关穴	手臂前区，从腕横纹向上量3横指，两条索状筋之间	宁心安神，和胃降逆，理气镇痛。主治心痛、心悸、失眠、胃痛、呕吐、打嗝、哮喘、汗多、神经性皮炎
膀胱俞穴	两侧髂骨上棘连线与脊柱交点，往下推3个椎体，旁开量2横指处	清热利湿，通经活络。主治小便赤涩、癃闭、夜尿症、坐骨神经痛
脾俞穴	在脊柱区，肚脐水平线与脊柱相交椎体处，往上推3个椎体，正中线旁开2横指处	健脾和胃，利湿升清。主治腹胀、呕吐、腹泻、胃痛、神经性皮炎
期门穴	正坐或仰卧，自乳头垂直向下推2个肋间隙，按压有酸胀感处	疏肝健脾，理气活血。主治乳房胀痛、肋间神经痛、肝炎、抑郁症
气海穴	在下腹部，前正中线上，肚脐中央向下2横指处	益气助阳，调经固经。主治小腹疾病、肠胃疾病、虚证、崩漏
曲池穴	轻抬左臂，屈肘将手肘内弯，用另一手拇指下压凹陷处	清热和营，祛风通络。主治感冒、外感发热、咳嗽、气喘、腹痛、皮肤过敏
曲骨穴	在下腹部，前正中线上，下腹部向下摸到一横着走行的骨性标志上缘	调经止带，通利小便。主治月经不调、痛经、阴冷
曲泉穴	膝内侧，屈膝时可见膝关节内侧面横纹端，其横纹头凹陷处	清利湿热，通调下焦。主治月经不调、子宫脱垂、乳腺增生
乳根穴	从乳头垂直向下推1个肋间隙，按压有酸胀感处	宣肺止咳，宽胸增乳。主治胸痛、胸闷、咳喘、乳汁不足、乳房肿痛

穴位	取穴	主治与功效
三焦俞穴	在脊柱区，肚脐水平线与脊柱相交椎体处，往上推1个椎体，正中线旁开2横指处	调理三焦，利水强腰。主治水肿、小便不利、遗尿、腹水、肠鸣腹泻
三阴交穴	正坐或仰卧，胫骨内侧后缘，内踝尖直上4横指	健脾益胃，调肝补肾，调理经带。主治痛经、月经不调、失眠、更年期综合征、白带过多
上脘穴	在上腹部，前正中线上，肚脐中央向上4横指，再向上3横指处	和胃降逆，化痰宁神。主治胃痛、呕吐、打嗝、纳呆、痫疾
少海穴	在肘前区，屈肘90度，肘横纹内侧端凹陷处	理气通络，益心安神。主治心痛、牙痛、肘臂挛痛、眼充血、鼻充血
少泽穴	伸小指，沿指甲底部与指尺侧引线交点处	清热利咽，通乳开窍。主治头痛、颈项痛、中风昏迷、乳汁不足、腰背疼痛
申脉穴	在足外侧部，正坐垂足，外踝垂直向下可触及一凹陷，按压有酸胀感处	镇惊安神，止痫宁心。主治失眠、癫狂、痫症、中风、偏正头痛、眩晕
神门穴	在腕前区，微握掌，另一手四指握手腕，屈拇指，指甲尖所到凹陷处	补益心气，通经活络。主治心烦、失眠、痴呆、头痛、心悸、目眩
神阙穴	在脐区，肚脐中央处	温阳救逆，利水固脱。主治腹泻、腹胀、月经不调、崩漏、不孕
肾俞穴	在脊柱区，肚脐水平线与脊柱相交椎体处，正中线旁开2横指处	益肾助阳，利水强腰。主治月经不调、小便不利、水肿、闭经、腰膝酸软
石门穴	在下腹部，前正中线上，肚脐中央向下3横指处	理气止痛，通利水道。主治闭经、带下、小腹绞痛、水肿、小便不利
水道穴	在下腹部，从肚脐沿前正中线向下4横指，再水平旁开3横指处	利水消肿，调经止痛。主治便秘、腹痛、小腹胀痛、痛经、膀胱炎、腹部肥胖
太白穴	在足内侧缘，足大趾与足掌所构成的关节，后下方掌背交界线凹陷处	清热化湿，健脾和胃。主治脾胃虚弱、胃痛、腹胀、腹痛、腰痛、肠鸣、形体消瘦或肥胖
太冲穴	足背，沿第1、第2趾间横纹向足背上推，有一凹陷处	舒肝养血，清利下焦。失眠、头痛、腰痛、闭经、胆结石

穴位	取穴	主治与功效
太溪穴	在踝区，坐位垂足，由足内踝向后推至与跟腱之间凹陷处	滋阴益肾，壮阳强腰。主治扁桃体炎、慢性咽炎、闭经、失眠
太渊穴	在腕前区，掌心向上，腕横纹外侧摸到桡动脉，其外侧即是	通调血脉，止咳化痰。主治脉管炎、肺炎、心动过速、神经性皮炎
天枢穴	在腹部，肚脐旁开约3横指，按压有酸胀感处	理气调畅，调经止痛。主治呕吐、腹胀肠鸣、便秘、口腔溃疡、月经不调、腹部肥胖
外关穴	手前臂后端，掌腕背横纹中点直上3横指，前臂两骨头之间的凹陷处	清热解表，通经活络。主治感冒、头痛、三叉神经痛、颈椎病、落枕
阴陵泉穴	小腿内侧，食指沿小腿内侧骨内缘向上推，抵膝关节下，胫骨向内上弯曲凹陷处	清利湿热，健脾理气，益肾调经，通经活络。主治腹痛、膝痛、水肿、失眠
隐白穴	足大趾趾甲内侧缘与下缘各作一垂线，其交点处	调经统血，健脾宁神。主治月经过多、崩漏、腹胀、便血、中风、昏迷
涌泉穴	卷足，足底前1/3处可见有一凹陷处，按压有酸痛感	苏厥开窍，滋阴益肾，平肝熄风。主治休克、中暑、晕厥、腰痛、神经衰弱
章门穴	屈肘合腋，肘尖所指处，按压有酸胀感处	疏肝健脾，理气散结。主治腹痛、腹胀、口干、口苦、呕吐、打嗝、腹泻
照海穴	坐位垂足，由内踝尖垂直向下推，至下缘凹陷处，按压有酸痛感	滋阴清热，调经止痛。主治咽喉肿痛、气喘、便秘、月经不调、失眠
中府穴	前正中线旁开2个4横指（6寸），锁骨外侧端下方有一凹陷，该处再向下1横指处	宣肺止咳。主治肺炎、哮喘、胸痛、支气管扩张
中极穴	在下腹部，前正中线上，肚脐中央向下2个3横指处	益肾通经。主治尿频、月经不调、痛经、夜尿症
中脘穴	在上腹部，前正中线上，肚脐与胸剑联合中点处	和胃降逆，健脾利水。主治胃痛、小儿厌食、呕吐、急性肠胃炎、腹部肥胖
子宫穴	在下腹部，肚脐直下2个3横指，旁开4横指处	调经理气，升提下陷。主治月经不调、子宫脱垂、盆腔炎、阑尾炎
足三里穴	站位弯腰，同侧手虎口围住髌骨上外缘，其余四指向下，中指指尖处	健脾和胃，通经活络。主治头痛、眩晕、脾胃虚弱、贫血、手足怕冷、湿疹、高血脂

图书在版编目（CIP）数据

女人艾灸：驱寒养颜补气血 / 石晶明编著 . -- 南京：江苏凤凰科学技术出版社，2020.1
（汉竹·健康爱家系列）
ISBN 978-7-5345-9513-4

Ⅰ . ①女… Ⅱ . ①石… Ⅲ . ①女性 - 艾灸 - 保健 - 基本知识 Ⅳ . ① R245.81

中国版本图书馆 CIP 数据核字（2019）第 186032 号

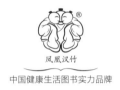

凤凰汉竹

中国健康生活图书实力品牌

女人艾灸：驱寒养颜补气血

编　　著	石晶明
主　　编	汉　竹
责 任 编 辑	刘玉锋　黄翠香
特 邀 编 辑	陈　岑
责 任 校 对	郝慧华
责 任 监 制	曹叶平　刘文洋

出 版 发 行	江苏凤凰科学技术出版社
出版社地址	南京市湖南路 1 号 A 楼，邮编：210009
出版社网址	http://www.pspress.cn
印　　刷	南京新世纪联盟印务有限公司

开　　本	720 mm×1 000 mm　1/16
印　　张	11
字　　数	220 000
版　　次	2020 年 1 月第 1 版
印　　次	2020 年 1 月第 1 次印刷

标 准 书 号	ISBN 978-7-5345-9513-4
定　　价	39.80 元

图书如有印装质量问题，可向我社出版科调换。